常见病传承老药方丛书

妇科病传承老药方

FUKEBING CHUANCHENG LAOYAOFANG

主 编 蔡向红

U0189127

中国科学技术出版社

·北 京·

图书在版编目（CIP）数据

妇科病传承老药方 / 蔡向红主编 . -- 北京 ：中国科学技术出版社，
2017.12
（常见病传承老药方丛书）
ISBN 978-7-5046-7664-1

Ⅰ .①妇… Ⅱ .①蔡… Ⅲ .①妇科病—验方—汇编 Ⅳ .① R289.5

中国版本图书馆 CIP 数据核字 (2017) 第 226019 号

策 划 编 辑	崔晓荣
责 任 编 辑	黄维佳
装 帧 设 计	北京千千墨香文化发展有限公司
责 任 印 制	马宇晨

出 版	中国科学技术出版社
发 行	中国科学技术出版社发行部
地 址	北京市海淀区中关村南大街 16 号
邮 编	100081
发 行 电 话	010-62173865
传 真	010-62173081
网 址	http://www.cspbooks.com.cn

开 本	720mm×1000mm 1/16
字 数	220 千字
印 张	14.25
版 次	2017 年 12 月第 1 版
印 次	2017 年 12 月第 1 次印刷
印 刷	北京盛通印刷股份有限公司
书 号	ISBN 978-7-5046-7664-1/R·2100
定 价	38.00 元

内容提要

　　妇科病是临床常见病多发病，直接危害广大妇女的身体健康，尤其一些临床治疗难度较大的疾病，对患者威胁更大。本书精选药方380余首，以临床上常见的妇科病为纲，每首方剂依次介绍方名，药物组成，用法用量，功效主治，并录其案例以验其效，再加按语析其理，综合分析，客观评价，是一部较为完善和实用的中医药方临床用书。既可供从事妇科病临床、教学、科研工作者参考，也为广大中医爱好者提供了一本好的读物。

《常见病传承老药方丛书》

编委会名单

主　编	蔡向红	
副主编	赵国东	吴　凌
编　者	李书明	李　达
	李喜军	呼宏伟
	孙卫甫	孙瑞娟
	尤燕霞	关俊如
	刘美如	康志广

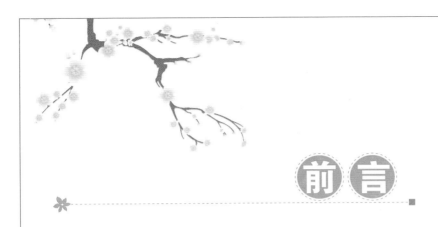

前言

　　女性在日常生活中或多或少的都会遇到一些妇科类的疾病，但是由于妇科疾病种类繁多，很多病种又有相似的症状，导致女性患者烦恼不断。女性生殖系统的疾病即为妇科疾病，包括外阴疾病、阴道疾病、子宫疾病、输卵管疾病、卵巢疾病等。妇科疾病是女性常见病、多发病，如果得不到及时的治疗，除了会导致炎症在各生理部位相互蔓延和交叉感染外，还会带来许多并发症，严重时甚至会导致某些部位的恶性病变。如果身体长时间处于炎症的侵害环境中，女性自身的免疫功能、新陈代谢以及内分泌系统都会受到不良影响，从而导致身体抵抗力下降，使得其他疾病轻易入侵，形成多种疾病缠身的不乐观景象。因此，应引起广大妇女朋友们足够的重视。

　　中医认为，妇科疾病的辨证要点，要根据经、带、胎、产的临床特征，结合全身症状、舌象、脉象，按照阴阳、表里、寒热、虚实八纲辨证的原则，来确定它的证型诊断。因此，对妇科疾病的辨证，必须从局部到整体进行全面综合分析，才能辨别脏腑、气血的病变性质，作出正确诊断，为治疗提供可靠的依据。妇科采用的辨证方法主要是脏腑辨证和气血辨证，个别采用卫气营血辨证。如产后发热的感染邪毒型，病变表现了温热病的发展全过程，此时用卫气营血辨证就较为合理。当然无论何种辨证方法，尽可以八纲统而论之。

妇科疾病的治疗，也和其他临床各科一样，着重在调整全身功能，临证时必须运用四诊八纲认真地进行辨证分析，分清脏、腑、气、血、寒、热、虚、实，然后确定治疗原则。妇女以血为主，血赖气行，脏腑是气血生化之源。由于妇女生理上数伤于血，以致气分偏盛，性情易于波动，常影响于肝；饮食失调，忧思劳倦，易伤脾胃；素禀不足，早婚多产，房事不节，常损伤肾气。因此，脏腑功能失常，气血失调，导致冲任损伤，产生经、带、胎、产、杂诸病，常用补肾滋肾、疏肝养肝、健脾和胃、调理气血诸法来调补冲任，这是妇科疾病治疗的基本原则。同时，女性生殖道与外界相通，容易直接感受外邪，因此在妇科疾病治疗中，除内治法外，还可以配合外治法，以使药物直达病所，提高疗效。

本书广撷了著名医家治疗妇科病的绝技妙方，以临床上常见的妇科病为纲，再筛选名医良方，每首方剂依次介绍方名，药物组成，用法用量，功效主治，并录其案例以验其效，再加按语析其理，综合分析，客观评价，使读者领悟精髓。

本书融汇百家之长，切合临床实用，针对每一病症，犹如专家会诊，有着极其重要的实用价值、临床价值、理论价值和珍藏价值。

编　者

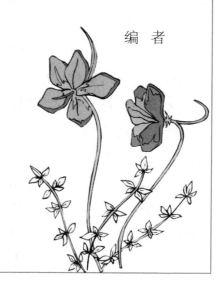

目 录

Contents

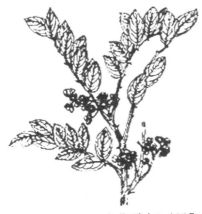

第二章　妊娠呕吐

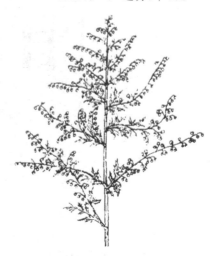

妇科病
传承老药方

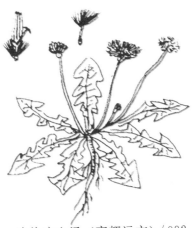

第八章　月经不调

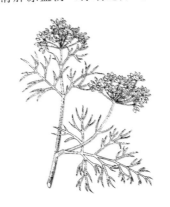

第七章　产后身痛

目录

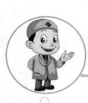

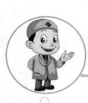 第九章 痛 经

第十章 闭 经

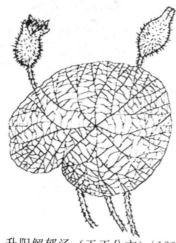

第十一章 更年期综合征

妇科病 传承老药方

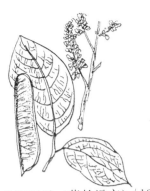

第十三章　阴道炎

第十二章　慢性盆腔炎

第十四章　宫颈炎

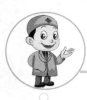

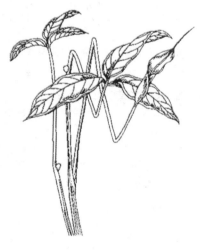

第十七章　乳腺癌

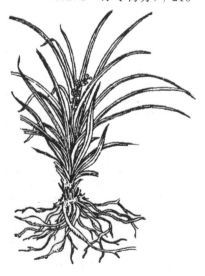

第十五章　子宫脱垂

第十六章　宫颈癌

妇科病
传承老药方

第一章 不孕症

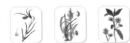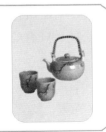

☯ 不孕不育汤（王玉如方）

【组成】香附 11g，苍术 7g，胆南星 11g，茯苓 11g，陈皮 7g，川芎 7g，丹参 11g，乌药 7g，炒白术 11g，红花 11g，月季花 11g，益母草 16g。

【用法】水煎服，每日 1 剂，每天 3 次，连服 3 个月。

【功效】除湿化痰，行气活血。适用于不孕不育。

【方解】不孕不育汤方中苍术、白术、茯苓利湿健脾；香附、乌药、陈皮理气补中；胆南星化痰；川芎、红花、丹参、月季花、益母草调经活血。全方共奏化痰燥湿、行气活血之效。"久痰必瘀"，"痰湿非温不化"、"肾主生殖"。因痰为阴邪，伤人阳气，故化痰燥湿，活血调经方药中加"温补肾阳"之品，使痰湿化，瘀血去，阳气生而受孕。

【验案】王某，女，32 岁，工人。1986 年 7 月 15 日来医院就诊。

患者自述婚后 6 年未孕，丈夫生殖功能正常，未避孕而未孕。月经自 17 岁初潮起周期长，极不规律，3～6 个月甚至更长时间来潮 1 次，月经量少色暗红夹小血块，每次用卫生巾不足半包，2 天净。小腹胀痛，带下量多，身体肥胖。曾在某医院诊为"多囊卵巢综合征"，查睾酮（T）值偏高。西医用"促排卵药、人工周期"治疗，停药后月经仍稀少。后做"双侧卵巢楔形切除"。术后月经仍不规律，未怀孕。来医院就诊时见其形体肥白，多毛，情绪忧郁，述胸闷乳胀，口内咸腻。舌胖暗，苔腻，脉细滑。诊其为不孕症（多囊卵巢综合征），证属痰阻血瘀。此为素体肥胖，躯脂满溢，脂膜壅滞冲任，有碍血海满溢，并遮隔子宫，不能摄精成孕，故见经少推后，不孕，肥白多毛，情绪忧郁，胸闷乳胀，口内咸腻等痰阻血瘀之证。

第二诊（1986 年 9 月 18 日）：服药后经来 1 次，色稍转红，胸闷减，余症如前。上方去红花，加仙茅 11g，淫羊藿 11g。每日 1 剂，连服 3 个月。

第三诊（1986 年 12 月 30 日）：经来 1 次，量稍多，带下减少，舌脉如前。上方加巴戟天 11g，续服半年。

第四诊（1987 年 6 月 28 日）：月经 2～3 个月 1 次，经色转红，量增加，用纸大半包，乳胀减。嘱上方不变，续服。

第五诊（1987 年 10 月 5 日）：来诊，已怀孕 2 个月余。

【按语】临床上多囊卵巢综合征是一种发病多因性、表现呈多态性的内分泌综合征，以雄激素过多和持续无排卵为临床主要特征。以月经失调、肥胖、不孕、多毛等为主要临床症状。中医诊断符合以上特征。古书《女科切要》曰："肥白妇人，经闭而不通者，必是湿痰与脂膜壅塞之故也。"患者体形肥胖为痰湿之体，躯脂满溢，遮隔子宫，不能授精成孕，或痰阻气机，痰瘀互结，气滞血瘀，不能启动氤氲乐育之气而致不孕。故临床多采用"化痰燥湿"法治疗。

☯ 活血送子汤（张学文方）

【组成】当归 11g，赤芍 11g，牡丹皮 7g，山栀 7g，桃仁 11g，川芎 7g，郁金 11g，延胡索 11g，红花 11g，生蒲黄 11g，五灵脂 11g，小茴香 7g，生地黄 16g。

【用法】15 剂，水煎服，每日 1 剂。每天 2 次分服。

【功效】疏肝清热，活血祛瘀。适用于不孕不育。

【方解】活血送子汤方中郁金、延胡索疏解肝郁；赤芍、山栀、牡丹皮、生地黄清肝泻热；当归、川芎、桃仁、红花、生蒲黄、五灵脂、小茴香活血祛瘀。全方共奏祛瘀活血、疏肝清热之效。

【验案】刘某，女，32 岁。1992 年 12 月 5 日来医院就诊。

自述婚后 3 年，丈夫生殖功能正常，从未避孕而未孕。患者月经每次准时来潮，量中等，3～5 天干净，色暗红有块，经行下腹疼痛拒按，经畅、块下则痛减，常现乳房胀痛，口干口苦。在社区医院查"催乳素偏高"（未见检查报告单），曾在某省医院行"诊刮""输卵管通液"，均未发现异常，服中药常间断。患者就诊时情绪悲观，面部黄褐斑明显，带下量不多，色黄。患者舌

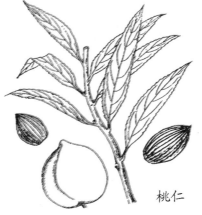

桃仁

暗红有瘀点，苔薄黄，脉细弦。中医诊其为不孕症（催乳激素偏高），辨证属肝郁血瘀化热证。此为婚久不孕，肝气不疏，气血瘀阻胞宫，使冲任不能相资，两精不能相合，故见婚久不孕，经行腹痛，块下痛减，乳房胀痛，口干口苦，面部黄褐斑，带下色黄等肝郁血瘀化热之证。

第二诊（1992 年 12 月 15 日）：上方服后无不适感，嘱其服上方 3 个月复查。

第三诊（1993 年 2 月 25 日）：近日经来下腹疼痛减轻，血块减少，口干苦好转，仍有乳胀，舌脉如前。上方去山栀，加北柴胡 7g。连服 3 个月。

第四诊（1993 年 5 月 28 日）：经来腹痛已不明显，经色转红，余症减轻。舌暗红瘀点已去，脉细弦。改服"开郁种玉汤"加味。

药方：当归 11g，白芍 16g，茯苓 11g，牡丹皮 7g，香附 11g，白术 11g，丹参 16g，月季花 11g，鸡血藤 11g，山茱萸 11g，菟丝子 16g。每日 1 剂，水煎服，连服 3 个月。

第五诊（1993 年 9 月 10 日）：已停经 45 天，在某省医院诊为"早孕"。

【按语】中医诊断为"催乳激素偏高"所致不孕。患者因婚后久不孕所致肝郁血瘀，气血瘀滞胞脉，导致冲任不能相资，两精不能相合而成不孕。如张景岳《妇人规·子嗣类》提出的"情怀不畅，则冲任不充，冲任不充，则胎孕不受"，七情内伤导致不孕。

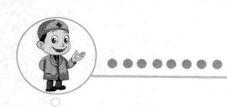

☯ 送子灵验汤（章庆云方）

【组成】麦冬 16g，生地黄 16g，玄参 16g，山药 16g，玉竹 16g，川楝子 16g，当归 16g，阿胶珠 16g，桃仁 16g，连翘 16g，白芍 16g，山栀 11g，知母 11g，甘草 6g。

【用法】水煎服，每日 1 剂，10 剂。

【功效】疏肝活血，养阴清热。适用于不孕不育。

【方解】送子灵验汤方中生地黄、玄参、麦冬、山药、玉竹、白芍生津养阴；川楝子、当归、桃仁清肝活血；连翘、山栀、知母清热祛瘀；阿胶珠配甘草止血以治牙龈出血；白芍配甘草酸甘养阴。全方共奏养阴清热、疏肝活血之效。本方是养阴疏肝的代表方剂，方中川楝子性苦而清热，疏而不劫肝阴，此方此药最宜此证。

【验案】崔某，女，32 岁。2005 年 10 月 8 日来医院就诊。婚后 4 年不孕。

患者自述在 4 年前人工流产 3 次，导致每次月经量减少，用纸半包，2 天净；人工流产前每次用纸 1 包，月经准月，6 天净。在社区医院曾做"输卵管碘油造影"，报告内容为"右侧不通，左侧通而不畅"。在医院多次进行"抗炎"、"理疗"、"针灸"治疗，间或服中药均无效。就诊时述因不孕心情抑郁，手足心热，睡眠梦多，口干唇燥，牙龈出血，经前乳房刺痛，月经量不多，色暗红。进行妇科检查：外阴阴道阴性，子宫前位，活动欠佳，双附件增厚有轻压痛。患者舌暗红，苔薄黄干，脉细弦。诊其为不孕症（慢性盆腔炎），证属阴虚火旺，肝郁血瘀证。此为多次人工流产术后损伤阴血，久不孕气机不畅，热邪伤阴，郁而化热，故见不孕，心情抑郁，口干舌燥，牙龈出血，手足心热，睡眠梦多，经前乳房刺痛，月经量不多等阴虚火旺，肝郁血瘀之证。

第二诊（2005 年 10 月 20 日）：述服药后口干、牙龈出血改善，入睡仍梦多。上方去山栀、连翘，加黄连 14g，淡竹叶 11g。服法同上，1 个月复诊。

第三诊（2005 年 11 月 25 日）：上述症状明显改善，经来量稍增

妇科病 传承老药方

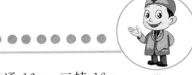

多，上方去黄连、淡竹叶、玄参，加丹参 16g，路路通 16g，三棱 16g，莪术 16g。服法同前，并加中药外敷，嘱其 2 个月后做输卵管造影。

四诊（2005 年 12 月 30 日）：做输卵管造影，报告为："双侧输卵管通畅"。月经量增多，一次用纸 1 包，嘱其再按上法服药 1 个月后停药。

2006 年 5 月 15 日来述已妊娠 40 多天，B 超已确诊。

【按语】不孕症的病因多为：急性盆腔炎未能治疗彻底形成慢性盆腔炎，或患者体质较差病程迁延，导致输卵管粘连、梗阻、狭窄。患者有 3 次人工流产史，有引起慢性盆腔炎症的诱因，并明确不孕原因是输卵管阻塞。患者因久不孕，情怀不畅，郁而化热，阴津热伤，故见口干口燥，牙龈出血，手足心热，睡眠多梦，经前乳房刺痛，月经量不多等症。正如《景岳全书·妇人规·子嗣类》曰："情怀不畅，则冲任不充，冲任不充则胎孕不受"。该患者用中药内服加外敷获孕。

☯ 调经养血方（李凤翔方）

【组成】干山药、白术各 76g，当归身（酒洗）、熟地黄、香附（童便煮）各 120g，枸杞子、人参各 60g，艾叶（同香附用陈醋、老酒煮，捣烂，焙干）60g，川芎、白芍、牡丹皮、紫石英各 46g，泽兰 28g，紫河车 1 具。

【用法】紫河车放入沙锅中，用陈老酒 3 碗，陈米醋 1 碗，清白童便 1 碗，米泔水数碗和匀，放入锅内，浮于药 2 指高，如尚少，再加适量米泔水，以锅盖盖密，勿透气，桑柴火慢煮，以紫河车融化，汁干为度。后同药俱取出，在石臼内捣极烂，捻做饼子，日

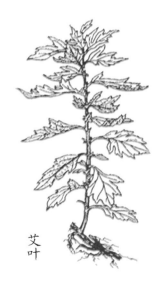

艾叶

晒夜露 3 昼夜，宜在月满之时，以受日精月华，焙干为末，炼蜜为丸，如梧桐子大。每次 20 丸，渐加至 30～40 丸，空腹淡盐汤送服。

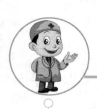

【功效】养血调经，顺气开郁。用于月经不调，子宫寒冷不孕。

【方解】本方以当归身养血补中为主；熟地黄补肾中元气，生心养血，与白芍同用，又生肝补血；川芎乃血中之气药，下入血海，通经导气为佐；人参活血通经，助熟地黄以补下元；白术利腰脐间血，与人参同用，补脾益气；香附散郁疏气，辅泽兰能生新血，而和平气血；牡丹皮养新血去坏血，固真气行结气；山药能强阴补虚；枸杞子补肾壮水，而止下血腰痛为佐；紫石英补心气，散心疏结气，填补下焦；艾叶助香附和百脉，温子宫，兼行血药而平其寒；炙甘草通经脉血气而和诸药，且缓肝经之急为使。

☯ 种子温肾汤（张金玲方）

【组成】香附 7g，艾叶 11g，当归 7g，川芎 7g，熟地黄 16g，吴茱萸 7g，赤芍 16g，川续断 11g，肉桂 6g，黄芪 16g，狗脊 11g，桑寄生 16g，乌药 7g，小茴香 4g。

【用法】水煎，每日 1 剂，每日 2 次，早、晚各温服 1 次。

【功效】暖宫益肾，温经散寒。用于婚后不孕，月经后期量少色淡，性欲淡漠，面色晦暗，精神萎靡，腹痛腿软，小腹冷痛，手足欠温，小便清长，大便不实，舌淡而苔白水滑，脉沉细或沉迟。

【方解】种子温肾汤中用四物汤加黄芪益气养血调经；香附理气调经和血；桑寄生、川续断、狗脊温肝养肾，调补冲任；更以吴茱萸、肉桂、艾叶、小茴香、乌药等品暖寒水以温养督脉。全方既温养肾气以化精，且又培补后天生血益气，使冲任脉通，精充血足，怀孕乃成。本方适宜于肾阳虚衰、胞宫寒冷所致不孕症。

【验案】吴某，33 岁，已婚，公司员工。结婚八年未孕，20 岁月经初潮，每次月经周期长，量少，色淡红或暗红，持续 2 天。小腹时常隐痛，腰膝酸痛，全身乏力，形寒肢冷。综上脉证，乃气血不足，脾肾阳虚，胞寒不孕。治以补益脾肾，温润添精。检查夫妻双方，见女月经期子宫内膜腺体分泌不良，输卵管通畅；男精液正常。处方：熟地黄 16g，白芍 11g，川芎 6g，当归 7g，黄芪 16g，党参 7g，枸杞子 7g，川

妇科病
传承老药方

续断 7g，巴戟天 7g，香附 7g，艾叶 7g，乌药 4g，小茴香 4g。服 5 剂。患者服药后精神好转，体力增加，食欲增加，遂以上方为基础，酌加鹿角霜、肉桂、吴茱萸、紫河车等提高黄体水平，改善腺体分泌不良等。又连服 5 个月余。月经如期而至，周期 30 天左右，量亦增多，诸症悉愈，后顺产一男婴。

☯ 养血种子汤（卢化平方）

【组成】当归 14g，广木香 14g，柴胡 4g，香附 4g，紫河车 7g，羌活 7g，益母草 7g，白芍 7g。

【用法】水煎服，每日 1 剂，月经后 15 日服本方 4～6 剂。

【功效】养血调经，疏肝解郁。用于多年不孕，经期先后不定，经来腹痛，量少色暗，行而不畅，有小血块。

【方解】养血种子汤方中木香芳香浓烈，善开阳导滞，宣升诸气，为补气止痛之要药；香附具有调经、行气、止痛之功，为气病之总司，女科之主帅；柴胡解郁疏肝，调经理气，乃行滞气，肝胆疏利之良品；羌活体轻气浓，善行气分，能散能行，功彻上下，遍达肢体，为除乱反正之要药。以上诸药，皆为气病治疗之主药，是本方组成的主要阵容。益母草一味有调经活血之功，行血而不伤新血，养血而不留瘀滞，与其名实相符也；当归、白芍柔肝养血，功在治本之意；紫河车禀精血结孕而成，此乃为调经还需肾气旺盛，任脉通，冲脉充，月事得以如期而潮的物质基础所设，从而具备孕育的功用。

【加减】中医常用此方治疗肝郁不孕症。实热者，酌加牡丹皮、地骨皮、山栀子；虚热者，酌加知母、黄芩、黄柏或生地黄、玄参；实寒者，酌加肉桂、莪术、紫石英；虚寒者，酌加苍术、厚朴、白术、枳壳；气虚者，酌加党参、当归、山药、黄芪；血瘀者，酌加桃仁、红花。

☯ 补中排卵汤（刘运耀方）

【组成】白芍、赤芍、泽兰、益母草、鸡血藤、怀牛膝、刘寄奴、苏木、生蒲黄、女贞子、覆盆子、菟丝子、枸杞子各 14g，柴胡 6g。

【用法】治疗采用周期服药法，主要为了建立正常月经周期或不干扰正常月经周期。每月 7～8 剂药，分 2 次服完。

（1）月经期服药：月经第一天开始用药，连服 2～3 剂。

（2）间期服药：月经后第 13 天开始连服 2～3 剂。如果患者月经后错、稀发或闭经，则采用服药 3 剂，停药 7 天，再服 3 剂。以后停药 7 天再服。同时配合测基础体温，如果基础体温超过 36.6℃，连续 3 天就停药。等月经来潮后，再按第一种方法服药；如果不来月经，仍按基础体温的测定序贯服药。如

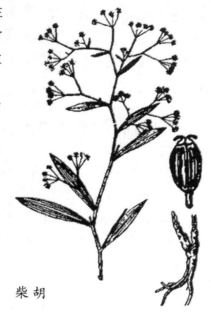

柴胡

果基础体温连续上升 15～20 天，有可能是怀孕，即去门诊检查，如为妊娠则服保胎药，以预防流产。

【功效】补肾益精，舒肝理脾，疏通经脉，温阳排卵。用于因不排卵或卵巢功能不良所致的不孕症，多表现有月经后错，稀发、量少或闭经等。

【方解】补中排卵汤方中柴胡解郁疏肝，白芍柔肝敛阴，二药有推陈至新而调经的作用；赤芍行血通经，配生蒲黄行瘀化滞，有提高子宫收缩作用；鸡血藤活血补血，疏经通络以治血枯经闭，与益母草为伍调经，既化瘀又生新；用苏木祛瘀理气以破血，合刘寄奴更增通络祛瘀之效，佐泽兰入厥阴肝经血分，舒肝气以和营血；用牛膝宣导下行为主，走而能补，既能益肝肾又可强筋壮骨，在方中引诸药下行，使气血得以畅行。以上诸药意在舒肝肾之郁，补肝肾之精，使气舒精足血畅，则月经自调。女贞子、覆盆子、枸杞子、菟丝子滋肝补肾。全方组合既建立了月经周期，又起到了温煦生化排卵功能的作用。

【加减】性欲减退者，加仙茅 14g，淫羊藿 14g，肉苁蓉 14g，山茱

黄 14g，菟丝子 14g，鹿角霜 14g；痛经腹胀者，加川楝子 6g，延胡索 6g，香附 14g，广木香 6g；纳差水肿者，加山药 16g，焦三仙各 14g，草豆蔻 6g，白术 6g；肥胖者，加茯苓 11g，半夏 14g，陈皮 14g；睡眠差者，加制何首乌 11g，炒枣仁 11g，远志 14g，茯苓 14g；腹寒肢冷者，加桂枝 14g（或肉桂 4g），橘核 14g，荔枝核 14g，吴茱萸 6g；湿热下注者，加炒知母 6g，黄柏 6g，败酱草 11g，鸡冠花 14g，椿白皮 14g。阴虚有热者，加青蒿 14g，地骨皮 14g，生地黄 14g，玄参 14g，知母 6g；心烦起急、乳胀胸闷者，加青皮 14g，橘叶 6g，王不留行 14g，香附 14g，木香 14g；闭经日久者，加当归 14g，桃仁 14g，红花 14g，茜草 14g，三棱 14g，莪术 14g；

【验案】何某，女，32 岁，工人，已婚。原发不孕 4 年余，月经稀发至闭经。患者 15 岁初潮，月经一直错后，2～3 个月 1 次，每次量少，持续 2 天，偶有 6 个月 1 次。曾用人工周期治疗才来月经，停药后又闭经。转中医门诊时已闭经 4 个月，基础体温单相，宫颈黏液不典型。丈夫生育功能正常。妇科检查除宫颈略小外未见异常。诊断：原发不孕，月经稀发。症见闭经发胖，胸闷嗳气，头晕心烦，乳房胀痛，身倦腰酸，下肢无力，腹部胀，大便秘结等。患者面色黄，唇周青有短髭，舌苔白，质紫暗，脉象沉弦。辨证：肝郁气滞，闭经不孕。治法：舒肝理气，活血化瘀，佐以益肾。上方每个月 6～9 剂，每 3 剂药后接服五子衍宗丸 2 丸。共治疗半年，怀孕产一男孩。

☯ 当归调经汤（吕同杰方）

【组成】川芎 11g，当归身 24g，熟地黄 28g，香附（炒）18g，白芍（酒炒）18g，茯苓（去皮）11g，陈皮 7g，吴茱萸（炒）7g，牡丹皮 7g，延胡索 7g。

【用法】将上药分为 4 剂。每剂放生姜 3 片，水煎服，空腹温服；渣再煎，临睡时服，月经至之日起服，每日 1 次，药完经止，则当入房，必成孕矣。纵未成孕，经当对期，待经来再服最效。

【功效】调经种子，用于因七情所伤，致使经水不调，血衰气盛，或子宫虚冷，不能受孕等。

【加减】若先期三五日色紫者，血虚有热也，加黄芩7g；若过期而经水色淡者，乃血虚有寒也，加官桂、炮姜、熟艾各4g；

【验案】吕同杰，当归调经汤治疗女性不孕症。湖北中医杂志，1997，6（5）：8：以本方为基础，月经期推后而经水色淡者，酌加官桂、炒干姜、熟艾；月经期提前3～5日者，酌加黄芩，每次月经来开始服药至月经干净为止，早、晚各服1次，治疗原发性及继发性不孕210例。结果：78例服药1～2个月经期怀孕；58例服药3～4个月经期怀孕；29例服药5～6个月经期怀孕；6例服药7～8个月经期怀孕。本组有效171例，无效39例；其中原发性不孕症已孕者152例，继发性不孕症已孕者19例。

☯ 党参送子汤（凌禹声方）

【组成】当归16g，党参16g，川芎16g，肉桂14g，干姜14g，乳香16g，没药16g，白芍28g，炙甘草14g，延胡索16g，生蒲黄（另包）16g，五灵脂16g。

【用法】每日1剂，水煎服，每天2次服，服至经来当日。

【功效】散寒温经，祛瘀止痛。适用于不孕不育。

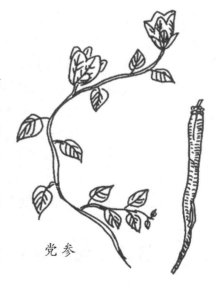

党参

【方解】党参送子汤方中肉桂、干姜散寒温经；当归、川芎、乳香、没药、延胡索、生蒲黄、五灵脂止痛祛瘀；党参补气活血；白芍、炙甘草止痛缓急。全方共奏散寒温经，止痛祛瘀之效。

【验案】钱某，女，34岁，职员。2005年6月5日来医院就诊。痛经5年，已婚，婚后2年余未孕。丈夫查生殖功能正常，有正常夫妻生活。月经14岁初潮，40天一至，每次量中，4～5天净。约5年前开始渐感经前几天小腹及肛门坠胀难忍，服"索米痛片"可好转，因能忍耐

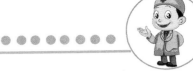

而未求医。近 2 年上述症状渐加重，常在经前 2～3 天及经来 1～2 天小腹胀、刺痛，肛门坠胀明显，甚或绞痛，经来当日疼痛难忍，可伴恶心呕吐、嗳气频作，手足逆冷，用西药治疗不能缓解。医院就诊多次用"哌替啶"止痛。近 2 年月经时推后 3～5 天，经色暗紫有血块，经下痛减。到几家医院求治均考虑"子宫内膜异位症"，西医建议"假绝经疗法"（给达那唑）6 个月，因顾虑未生育不接受此方法，寻求中医治疗。就诊时值经前约 8 天，无明显不适。患者舌暗有瘀斑，苔白，脉沉涩。诊其为不孕症（子宫内膜异位症），中医辨证属寒凝血瘀证。患者经来小腹刺痛、绞痛、恶心呕吐、手足逆冷为寒邪凝滞胞宫，"不通则痛"，属胞宫寒冷、不能摄精成孕的寒凝血瘀证。

第二诊（2005 年 7 月 5 日）：月经干净 4 天，经来疼痛症状有所缓解，未用其他止痛药。上方加山甲珠 16g，服 3 个月。服药期间严格用避孕套避孕。

第三诊（2005 年 10 月 8 日）：月经周期正常 2 个月（30 天左右），经来量较前稍增，经色转红，血块减少，经期小腹疼痛明显好转。上方去生蒲黄、五灵脂，加淫羊藿 16g，枸杞子 16g。嘱其再服 2 个月，服药期间避孕。经净后做输卵管通液术，如输卵管通畅良好可停药试孕。

第四诊（2005 年 12 月 15 日）：月经正常，在经净后连续 2 个月做输卵管通畅术均通畅良好，告之可停药试孕。2007 年 5 月 18 日来述 4 个月前已顺产一男孩。

【按语】不孕症多是子宫内膜异位症形成的。子宫内膜异位症是指子宫内膜组织（腺体和间质）迁移在子宫体以外部位。这是经血倒流等原因导致，临床表现是下腹痛、痛经、性交不适和不孕等，子宫内膜异位症患者不孕率高达 40%。患者临床表现符合以上特征。"寒主收引，寒性凝滞"，"不通则痛"是中医对疼痛认识的基本观点。患者常常经前或当日疼痛难忍，并伴恶心呕吐，嗳气频作，手足逆冷，寒邪凝滞胞脉，冲任阻滞而致。正如《景岳全书·妇人规》曰："经行腹痛，证有虚实。实者或因寒滞，或因血滞……然实痛者多痛于未行之前，经通而痛自减。"

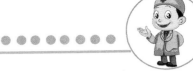

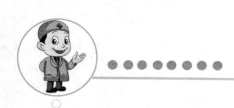

☯ 补肾送子丸（吴一纯方）

【组成】川芎、炙甘草各28g，人参、白术、茯苓、芍药（酒炒）各60g，当归、熟地黄、菟丝子各120g，杜仲（酒炒）、鹿角霜、川椒各60g。

【用法】研末，炼蜜为丸，8g/次，2～3次/天，酒或温水送服；也可作汤剂，用量按比例酌减。

【功效】益气补肾，温养冲任。适用于不孕症，证属肾气虚者，症见婚久不孕，月经不调或停闭，经量或多或少，神疲，小便清长，腰酸膝软，舌淡苔薄，脉沉细，两尺尤甚。

【方解】补肾送子丸方中熟地黄入肝肾，补精补血；白芍酸甘，养血敛阴；当归补血和血，调经；川芎活血行气，四药合为四物汤。地芍得归芎补血而不滞血，归芎得地芍行血而不伤血，调理月经，正合"欲有子，先调经"。脾胃为后天之本，营卫气血生化之源，脾胃健方能化源充裕。党参益气补中；白术健脾补气；茯苓渗湿利水；炙甘草和中调药，四者组成四君子汤。益气健脾，旨在裕后天之气血以充养先天精气。"命门有火，则肾有生气"。鹿角霜、川椒温补肾阳以助化肾气；菟丝子、杜仲补肝益肾而强腰膝，四药直补下元，煦养冲任，既助氤氲乐育之气，又除腰酸膝软诸症。综观全方，气血兼养，肝肾同治，先后天并补，阴与阳皆顾。

【加减】偏肾阳虚者，酌加狗脊、锁阳、沙苑子、蛇床子；偏肾阴虚者，酌加枸杞子、当归、天冬、黄精；痰湿偏重者，可去熟地黄、炒白芍、杜仲，加石菖蒲、天南星、姜半夏、炒苍术；偏血瘀者，加桃仁、赤芍、地龙等；兼肝郁者，加广郁金、柴胡、绿萼梅；输卵管不通者，加皂角刺、三棱、炮山甲等；若黄体功能不足者，加党参、黄芪、山药；伴附件炎症者，加蒲公英、赤芍、炒山栀子。

【按语】中医认为，肾为先天之本，精藏其内，精化气而生血。肾中之气主宰着人体的生长、发育和生殖。若先天肾气不足，或房事过劳、久病重病导致损伤肾气，而致肾气亏虚。肾虚则冲任虚衰，不能摄精而孕，故婚久不孕；血海失司，冲任失调，故月经不调，经量或多或少；肾藏元阴元阳，中医"阳气者，精则养神"，肾虚故神疲；肾主水，肾虚则膀胱气化无力，故小便清长；腰为肾之府，肾虚故腰酸；膝为筋之会，属肝所主，肾虚肝亦不足，故膝软。患者舌淡苔薄，脉沉细，两尺尤甚，亦为肾气虚衰之象。

☯ 温肾暖宫散（郭鹏方）

【组成】白术 28g，人参 7g，巴戟天 28g，补骨脂 6g，杜仲 7g，菟丝子 7g，山药 7g，芡实 7g，肉桂 6g，附子 1g。

【用法】水煎服。每日 1 剂，每天 2 次服。

【功效】暖宫温肾，调补冲任。适用于不孕症证属肾阳虚者。症见头晕耳鸣，腰酸膝软，久婚不孕，月经迟发或经闭，带下量多，清稀如水，性淡漠，小腹冷，夜尿多，眼眶黯，面部黯斑，或环唇黯，舌淡黯，苔白，脉沉细尺弱。

【方解】温肾暖宫散方中巴戟天味甘辛，性温，入肾，能散能补，长于补肾壮阳，壮骨强筋，且温而不燥，补而不滞，为治疗肾虚宫冷不孕及筋骨痿弱的常用药，重用为君。附子、补骨脂、肉桂，皆性味辛热之药。补骨脂补气而益脾，兼收敛固涩之性；附子、肉桂相须为用，走守结合，且具助阳温肾之功。三者合力以辅君药散阴霾而暖胞宫，是为臣药。中医认为，肾为元阴、元阳之府，阴阳互根，"善补阳者，必于阴中求阳，则阳得阴助而生化无穷"，故佐以菟丝子、杜仲，温肝补肾。二药既补肾阳，又益肾补阴，且能固精缩尿而强腰膝。脾为后天之本，化生气血以充先天，故取人参、山药、白术、芡实，健脾益气，并收固肾祛湿止带之功。六药同为佐使。综观全方，温阳为主，补肾为先，于下元虚冷且兼中气不振之人，最为合适。

【加减】肾虚寒甚，倍用肉桂，加淡附子、紫石英；肝肾阴虚者加紫河车、枸杞子、当归、女贞子、墨旱莲；经行小腹胀痛，血块多，加血竭、红花、益母草、香附、川芎；肝郁气滞，去仙茅、淫羊藿、肉桂，加柴胡、香附、乌药、丹参、郁金、路路通、合欢皮；兼有痰湿之症，加半夏、苍术、陈皮、香附等。

【按语】中医认为，素体肾阳虚或寒湿伤肾，命门火衰，阳虚气弱，无以触发氤氲孕育之气以摄精成孕，故小腹冷，性淡漠，婚久不孕；肾主水，阳虚水泛，水湿下注带脉，故带下量多，清稀如水；肾阳亏虚，天癸不充，故月经迟发或经闭；阳虚膀胱气化无力，故夜尿多；肾藏精生髓以充脑，开窍于耳，阳虚无以温养，则腰酸膝软，头晕耳鸣；足少阴肾经过目下，环唇，阳虚内寒则眼眶黯，面部黯斑，或环唇黯；舌淡黯，苔白，脉沉细尺弱，亦为肾阳虚乏之象。

☯ 养精种子汤（周信有方）

【组成】当归（酒洗）16g，大熟地黄 28g，白芍（酒炒）16g，山茱萸（蒸熟）16g。

【用法】水煎服。每日 1 剂，每天 2 次服。

【功效】养血滋肾，调补冲任。适用于不孕症，证属肾阴虚者，症见身瘦不孕，月经后期或闭经，量少色红，或漏下不止，形体消瘦，肌肤失润，阴中干涩，五心烦热，头晕耳鸣，腰酸膝软，失眠多梦，心悸，舌质稍红略干，苔少，脉细数。

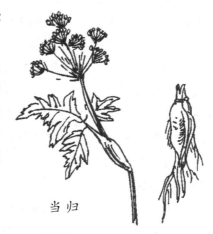

当归

【方解】中医"精不足者，补之以味"。熟地黄借酒蒸熟，柔润甘温，气味浓厚，直达下焦，以滋心养肾、养肝活血、填精补髓见长，《本草正义》云："阴虚而神散者，非熟地黄之守不足以聚之；阴虚而火升者，非熟地黄之重不足以降之；阴虚而躁动者，非熟地黄之静不足以镇之……"故方中熟地黄重用为君。山茱萸味酸温，补益肝肾而涩精，为臣。君臣相伍，共建滋阴养肾之功。白芍味酸甘，敛阴补血；当归性辛甘而温，补血和血，二药开合有度，养血和血之功最良，与熟地黄相伍，不但取"乙癸同源"之意，能使本方填

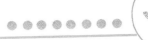

精补血之功更著，而且兼能调经养肝，故为佐使。本方专于滋补肝肾精血，走守结合而以守为主。

【加减】阴虚内热而见五心烦热、盗汗者，加女贞子、玉竹、墨旱莲、麦冬、知母；兼脾气虚而见体倦食少、气短懒言者，加黄芪、大枣、白术、党参以补气健脾。

【验案】田某，女，31 岁。教师，2006 年 7 月 17 日来医院就诊。已婚，自然流产后 2 年未孕，伴月经稀发。

患者 13 岁初潮起月经稀发，曾服用西药半年。2003 年 6 月孕 7 周自然流产，未避孕至今未孕。基础体温单相，末次月经日期：2005 年 5 月 17 日。来院求诊，察其舌暗红，舌苔薄黄，脉弦。诊为精亏肾虚，兼有瘀滞。肾虚精亏，致冲任血海不能按时满盈，故月经延期；肾主生殖，肾虚则胎元不固，而自然流产；肾虚精亏，难以摄精成孕，故流产后 2 年未孕。治则填精补肾。因正值经前，用上方治以补肾养血，通经活血。

复诊：平时以补肾填精为主，经前佐以活血通经。患者原月经失调，基础体温单相，治疗三诊时，基础体温出现双相，月经规律。3 个月后受孕。

【按语】中医称，素体肾阴不足，房劳多产、久病失血，耗损真阴，天癸乏源，不能摄精成孕，故婚久不孕；不能充填髓海，髓海不足，故头晕耳鸣，腰膝酸软；肾阴亏虚，精血不足，冲任血海匮乏，故经量少或月经停闭；阴精不能荣养体肤，故形体消瘦，肌肤不润，阴中干涩；阴虚生内热，虚热上扰心神，故五心烦热，失眠多梦，心悸。虚热内扰冲任，迫血妄行，故月经常提前，或漏下不止，经色较鲜红；且患者舌质稍红略干、苔少、脉细数，亦为阴虚内热之象。

☯ 温补填子汤（高国巡方）

【组成】仙茅 11g，淫羊藿 16g，巴戟天 14g，蜈蚣 2 条，黄柏 4g，雄蚕蛾 10g，山茱萸 11g，枸杞子 6g，露蜂房 10g，海马 14g，蛤蚧 1 对。

【用法】水煎服，每日 1 剂，分 3 次温服，7 剂为 1 个疗程，需要用药 15 个疗程。

【功效】温阳补肾，暖宫填冲。适用于不孕不育。

【方解】温补填子汤方中淫羊藿、巴戟天、仙茅、雄蚕蛾、海马、蛤蚧温肾补阳，暖宫益冲；山茱萸固精温肾。蜈蚣、露蜂房，调血理脉，疏通脉络；枸杞子和阴益肾，使阳得阴而化生；黄柏坚阴和阳，兼防温热药伤阴。方药相互为用，以建其功。

【加减】若月经量少者，加当归、何首乌、熟地黄，以补血活血调经；若手足不温者，加附子、肉桂、干姜，以温壮阳气；若闭经者，加当归、枸杞子、熟地黄、三棱、莪术，以补血活血，破血通经；若腰酸者，加杜仲、桑寄生、牛膝、以强健筋骨；若大便溏泄者，加白术、山药，以健脾益气止泻等。

☯ 温补肾阳汤（华玉琼方）

【组成】白术 18g，人参 7g，茯苓 18g，炙甘草 6g，陈皮 10g，半夏 7g，木香 6g，砂仁 10g，当归 16g，丹参 16g，乳香 16g，没药 16g。

【用法】水煎服，每日 1 剂，分 3 次温服，7 剂为 1 个疗程，需要用药 3～6 个疗程。

【功效】活血化瘀，健脾燥湿。适用于不孕不育。

【方解】温补肾阳汤方中人参、白术，益气健脾；茯苓健脾利湿；半夏醒脾除湿；陈皮理气化湿；木香、砂仁，芳香化湿；丹参、乳香、没药，活血止痛化瘀；当归活血补血，兼防化瘀药伤血。炙甘草益气补中，并调和药性。

【加减】若脾虚者，加山药、党参、黄芪，以健脾益气；若痰甚者，加天南星、半夏、白附子，以温阳化痰；若湿甚者，加厚朴、苍术，以芳香化湿；若瘀甚者，加三棱、莪术，以破血逐瘀等。

【验案】胡某，女，已婚，36 岁，教师。在 5 年前到医院检查诊断为免疫性不孕症，服用中西药，仍没有达到预期治疗目的。刻诊：婚久不孕，丈夫生殖正常，患者情绪低落，急躁易怒，月经基本正常，畏寒怕冷，自汗，舌质淡，苔薄白，脉沉弱。中医辨为阳虚肝郁证，治当温阳补气，解郁疏肝。用上方 6 剂，水煎服，每日 1 剂，每日 3 服。二诊：自汗好转，继前方6剂。三诊：畏寒怕冷减轻，继前方6剂。四诊：急躁易怒明显好转，继前方6剂。五诊：畏寒怕冷解除，继前方6剂。六诊：诸证较前均有减轻，予前方治疗130余剂。经检查已怀孕。

补阴活血方（翟瑞柏方）

【组成】熟地黄、茺蔚子各11g，当归、川芎、白芍、香附、覆盆子、车前子各14g，白术、五味子各7g，菟丝子、枸杞子、丹参各18g，益母草16g。

【用法】水煎服。每日1剂，分3次温服。

【功效】适用于不孕症。

【方解】此方血中补阴，只有奠定好生殖系统的物质基础，才能促使卵泡发育；同时，又有增强益气生精的作用，"精化气"，双补肾之阴阳，一方面阳中求阴；另一方面，阳主动，有利于成熟卵泡的排出。

【加减】头晕眼花、腰酸背痛者，加桑寄生16g，狗脊16g，女贞子16g，墨旱莲16g，滋补肝肾，腰酸怕冷者，加仙茅7g，淫羊藿16g，以温阳补肾；纳差、气短、大便不爽者，加党参18g，黄芪18g，以益气升阳。

【验案】贾某，女，25岁，已婚，营业员，2004年12月11日来医院就诊。患者诉自初潮开始月经即3~4个月一次，如每月来潮需用黄体酮维持，经期3天，量中等，色红，无痛经。近8年，月经或3个月一次或半年一次，2004年8月在本院妇科住院治疗15天。检查发现双子宫，做双侧输卵管通液示：双侧通畅。经治疗后，现月经正常，量多，有血块。上次月经有痛经（第1天痛），白带可，二便正常。上次月经：2004年11月1日，4天净。患者舌红，苔灰黄、有齿痕，脉沉弦软数。中医诊断：不孕症、月经后期，证属肾虚兼肝郁。西医诊断：原发性不孕症、月经不调。中医治以活血疏肝、益精补肾。治疗：首诊予促排卵汤加熟地黄、熟附片、淫羊藿、仙茅，15剂，温服。第二诊时诉本次月经：2005年2月8日（用黄体酮后），常感心慌，气短，梦多，舌红、轻度齿痕，苔灰薄，脉弦。予本方加黄芪、太子参、女贞子，益精补肾、调经养血，兼益气健脾，14 剂，温服。第三诊：诉自 2005 年 2 月 8 日来潮后，现一直未来潮，服上药后，心慌、气短、梦多已渐好转，舌红，苔薄黄。守上方去太子参，加党参，14 剂，温服。第四诊时，尿常规：人绒毛膜促性腺激素（＋），B 超示：宫腔内外未见异常。舌红，苔灰。予本方去益母草、茺蔚子、丹参，加太子参益精补肾、养血益气，14 剂，温服。服药后，复查 B 超示：胎儿存活。2005 年 11 月剖腹产一男婴。

【按语】此例患者月经初潮即出现月经后期，中医辨证属先天肾脏阴阳不足。肾阴不足，精血不足，则子宫无血可下；肾阳不足，不能促使阴血生长，故导致月经推迟、不孕。因不孕，又遭他人非议，导致肝郁气滞。故以促排卵汤加熟地黄、熟附片，益精温肾、柔肝疏肝、活血理气调经。第二诊时，患者感心慌，气短，梦多，舌红，苔灰薄、轻度齿痕，脉弦，呈一派精、气、血虚之象，遂本方加太子参、黄芪、女贞子，补精养血、益气调经。经过上述治疗后，患者症状减轻，继守上方并以党参易太子参，加强健脾力量，而资生化之源。精充血足，故有子。为防坠胎，予上方去益母草、茺蔚子、丹参活血动血之品，加太子参益气滋阴，巩固治疗，终获一男婴。

☯ 填精补血汤（田文方方）

【组成】覆盆子、刘寄奴、泽兰、牛膝各 14g，菟丝子、枸杞子各 18g，柴胡、苏木、生蒲黄各 7g，赤白芍、女贞子、鸡血藤、益母草各 16g。

【用法】水煎服，每日 1 剂，分 2 次温服。

【功效】调畅气机，发育卵泡，促使卵巢排卵。适用于不孕不育症。

【方解】填精补血汤方中柴胡、白芍解郁疏肝，敛阴调经；鸡血藤、赤芍、益母草和血调经；刘寄奴除新旧之瘀血；泽兰入厥阴经，能利水行血；牛膝为肝肾引经药，"以泻恶血"，引药下行，使瘀结消散，气血得以畅行；女贞子、覆盆子滋肝补肾，疗肾水亏虚；枸杞子补肾滋肝、填精补血；菟丝子温补三阴经，以益精髓，且其性柔润，故温而不燥、补而不峻，既益阴精，又助肾阳，使阳生阴长，有促进性腺功能的作用。全方能够发育卵泡，调畅气机，促使卵巢排卵。

【加减】阴虚内热者，加青蒿 7g，地骨皮 16g，知母 7g，玄参 11g，以活血化瘀；性欲减退者加仙茅 7g，淫羊藿 16g，鹿角霜 14g，肉苁蓉 11g，山茱萸 11g，以温精补肾；肾阳虚加补骨脂 14g，鹿角片 16g，肉桂 6g，熟附片 7g，葫芦巴 7g，以温肾壮阳，养阴清热；烦躁、胸闷、乳胀痛者，加青皮 7g，木香 7g，制香附 11g，

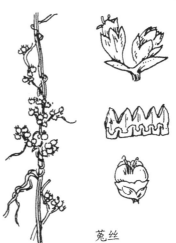

菟丝

王不留行 14g，陈皮 7g，以理气消胀；痛经腹胀者加延胡索 11g，制香附 14g，木香 7g，川楝子 16g，以行气活血止痛；闭经者，加三棱 7g，莪术 7g，茜草 7g，当归 11g，桃仁 7g，红花 7g。

【验案】金某，女，27 岁，已婚，丈夫生殖正常，2005 年 3 月 23 日来医院就诊。2003 年 3 月人工流产后，未避孕一直未孕。2003 年 8 月，B 超监测排卵 3 次：无成熟卵泡发育。2003 年 9 月，查性激素全套：泌乳素 $85.45\mu g/L$（高于正常），余均正常。经口服溴隐亭，2003 年 10 月，复查泌乳素正常（$19.44\mu g/L$）。后因无成熟卵泡发育，曾口服克罗米芬。其丈夫精子检查正常。患者平素月经规则 5～6/30 天，量中等，色红，有痛经史，经前乳胀，平素怕冷，口干欲饮，纳可，大便干，舌红，苔薄黄，脉沉软。孕产史：孕 1 流 1 产 0。中医诊断：不孕症，属肾虚肝郁证。西医诊断：继发性不孕症。治疗：首诊以促排卵汤加紫河车、仙茅、淫羊藿，20 剂，每日 1 剂。二诊：本次月经时间为 2005 年 4 月 14 日，量中，4 天净。痛经较前减轻，纳可，舌红，苔薄黄。继守上方治疗，并予女科丸 6 瓶，嘱当天即与丈夫同时口服，连服 3 天。2005 年 5 月 8 日三诊：4 月 28 日 B 超检测提示排卵，仍予上方口服。2005 年 5 月 22 日四诊：诉月经已逾 8 天未至，感两侧下腹时有隐痛，腰酸痛，嗜睡，精神可，疲乏，纳可，二便可，舌红，苔薄黄，脉滑。考虑为妊娠之象。查：尿中人绒毛膜促性腺激素（＋）。患者欣

喜不已。予胶艾四物加续断、桑寄生、菟丝子，7 剂，以养血补肾、固冲安胎治疗。

【按语】此例患者平素怕冷，已属先天肾气不足，又做人工流产术损伤胞宫脉络，血溢瘀滞于内，由于胞宫与冲、任、督脉直接连属，并通过经脉与肾、肝、脾等脏腑间接络属，导致胞宫受损，必然累及冲、任、督脉和肾、肝、脾等脏腑的气血运行与阴阳平衡，使虚者愈虚。因肾主生殖，肾虚导致生殖功能低下，不排卵而不孕。营血瘀滞于内，表现为痛经，经前乳胀。本病病机是肾虚血瘀，治以促排卵汤补肾养血活血。方中紫河车填精补肾，修复胞宫；加仙茅、淫羊藿振奋肾阳，促使排卵。全方在温振肾督、修复胞宫的同时，佐以化瘀生新之品，调畅冲任气血，两者相得益彰。孕后患者下腹时有隐痛、腰酸痛，为血虚不营、肾虚不固之征，故治以胶艾四物合寿胎丸养血补肾、固冲安胎。

妇科病 传承老药方

第二章 妊娠呕吐

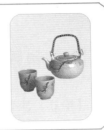

☯ 理气止呕方（田玉美方）

【组成】竹茹 7g，陈皮 7g，杜仲 11g，砂仁 7g，黄芩 6g，厚朴 7g，枳壳 6g，川芎 6g，白术（炒）16g，麦冬 7g，柴胡 4g，生姜 4g，川贝母 4g，当归 6g。

【用法】水煎 2 次，每日 1 剂，早、晚分服。

【功效】清解少阳，理气止呕，健脾豁痰，佐以和血安胎。适用于妊娠呕吐。

【方解】理气止呕方用健脾祛痰、止呕理气、清解少阳，佐以和血安胎之法，仿《医宗金鉴》加味四七汤、加味温胆汤、保生汤、小柴胡汤等方义综合加减，用陈皮、枳壳、竹茹、麦冬、川贝母、生姜等祛痰和胃、降逆止呕，砂仁、厚朴、白术、杜仲等健脾理气安胎，柴胡、黄芩清解少阳，当归、川芎和血养血而收效。

【验案】宋某，女，29 岁，1965 年 2 月 11 日来医院就诊。患者结婚 4 个月，停经 1 个月。近日感觉心胸烦闷，头晕乏力，不爱活动，食少纳呆，恶心厌油，呕吐痰涎，时感发冷身热。妊娠试验阳性。检查：舌苔薄白，脉弦滑。证属脾虚痰滞，少阳蕴热。予健脾止呕方治疗。1 周后随访：服药 3 剂，诸症均愈，饮食如常。

【按语】女性怀孕早期有恶心、呕吐、头晕、烦闷、恶闻食气或食后即吐等现象，称谓妊娠呕吐，中医称恶阻。恶阻的发生，主要是因为脾胃虚弱，痰湿阻滞，或因肝胆郁热，导致胃失和降，冲脉之气上逆所致，轻者不服药也可越期自愈，重者多需用调气和中、降逆止呕，或配合清热豁痰等法调理方能好转。

☯ 降逆和胃汤（史济招方）

【组成】淡竹茹 7g，姜半夏 7g，黄芩 7g，白术 7g，紫苏梗 7g，佛手 6g，陈皮 7g。

【用法】清水煎 2 汁，少量多次分服。因呕吐甚而不能服药者，还可以加生姜 3 片，藿香 16g，将药放在有嘴的壶中煎煮，蒸气喷出后，令患者口鼻对着壶嘴（相距不宜太近，以免烫伤），使蒸气吸入，有一定的疗效。

【功效】和胃安胎降逆。适用于妇人恶阻。

【方解】妊娠早期出现以恶心呕吐为主症的病证，主要由于受孕后冲气上逆、胃失和降所致。一般怀孕者过一段时间后可自行缓解，无需服药。重者需要进行药物治疗，促使其症状减轻、饮食如常，以有利于胎儿的正常生长。本方以姜半夏、淡竹茹降逆止呕为君，佐以黄芩清热，白术化湿健脾以安胎。朱丹溪谓"黄芩、白术为安胎之圣药"，配以紫苏梗、佛手、陈皮和胃理气止呕，紫苏梗并有安胎之功。加减治妇人恶阻一般与呕吐的辨证施治基本相同，但有一点应注意，即用药不可伤胎而要安胎。

☯ 太子参止呕汤（蔡小荪方）

【组成】麦冬 7g，太子参 7g，川黄连 2g，条黄芩 4.6g，姜竹茹 6g，陈皮 4.6g，石斛 7g，天花粉 7g，乌梅肉 4g。

【用法】水煎服，每日 1 剂，分 3 次温服。

【功效】和胃降逆，养阴清热。适用于妊娠剧吐，甚至呕吐苦水或带咖啡色黏液，水浆不入，神疲倦怠，低热烦躁，溲少便艰。

【方解】《妇人秘科·胎前赋》谓："恶阻各归于脏腑……烦热分责其无血而阴虚。"太子参止呕方中黄芩、川黄连清胃热，降胃气，苦寒直折其火；太子参生津益气以养胃阴；麦冬、石斛、天花粉补虚滋阴，止呕除烦；姜竹茹、陈皮清热和胃，理气止呕；乌梅肉酸收敛阴，抑肝开胃，《胎产心法》谓："恶阻吐泻作满，效在乌梅矣。"全方共奏清热养阴、和胃定呕之功。

【加减】大便艰难，加麻仁丸 7g，柏子仁 7g；低热，四肢烦热，加生地黄 7g，地骨皮 7g；肺胃火盛，唇燥咽干，加玄参 7g，知母 6g，苎麻根 7g；胃脘疼痛，加白芍 7g，香附炭 7g，香橼皮 4.6g。

☯ 顺气清胃方（吉良晨方）

【组成】姜半夏 4.6g，炒白术 4.6g，淡子芩 4.6g，陈皮 4.6g，姜竹茹 6g，白芍 6g，紫苏梗 6g，旋覆花（包煎）6g，白茯苓 7g。

【用法】水煎，分 6 次服。

【功效】降逆止呕，顺气和胃。适用于孕妇心中愤闷，眩晕神疲，食入即吐，口干口苦。脉弦滑，苔白腻等。

【方解】《济生方》严用和认为妊娠呕吐的治疗应当理血顺气，豁痰导水，然后平安。拟方以千金半夏茯苓汤合橘皮汤加减化裁。半夏、茯苓、陈皮健脾和胃，化痰利湿；白芍理血平肝，以敛厥阴上逆之气；旋覆花斡旋乾运，降逆止呕，"高者抑之"也；紫苏梗、竹茹宽胸醒脾，止呕降逆；白术、黄芩清热健脾，为安胎圣药。全方开泄降气，养胃健运，化痰定呕，清热安胎。

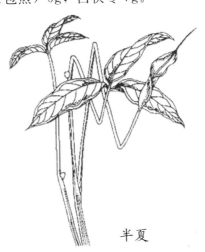

半夏

【加减】大便不畅，加全瓜蒌 11g，火麻仁 11g；头痛眩晕，加白蒺藜 7g，滁菊花 6g；小腹胀痛，加香附炭 7g，广木香 4g。嘈杂吞酸，加左金丸（包煎）4.6g，乌梅肉 4g；脘闷纳呆，去白芍，加生谷芽 11g，熟谷芽 11g，香橼皮 4.6g；夜不安寐，加淡远志 4.6g，酸枣仁 7g；

【验案】宋某，女，27 岁，营业员，已婚。1996 年 2 月 28 日来医院就诊。患者自诉孕47天，频繁呕吐7天，食入即吐，更厌油味，呕吐酸苦水或咖啡渣样物，烦躁失眠，全身乏力，口渴便结，精神差，舌尖红，苔薄黄，脉弦滑；尿酮体试验强阳性（＋＋＋）。证属肝胃不和兼气阴两亏，治则和胃抑肝，降逆止呕，益气养阴。用上药10剂，同时配合静脉补液。呕止，能进食，复查尿酮体阴性，痊愈出院。随访足月分娩无恙。

【按语】对妊娠呕吐患者不仅用药，而且要做耐心细致的思想工作，解除其思想顾虑，有助于本病康复。

☯ 和胃白术汤（毛德西方）

【组成】花椒7g，川芎11g，牡蛎6g，人参7g，白术10g，茯苓18g，炙甘草6g，陈皮10g，半夏7g，木香6g，砂仁10g。

【用法】水煎药时适量加入醋浆水；每日1剂，分3次温服，7剂为1个疗程，需要用药3～5个疗程。

【功效】散寒燥湿，健脾益气。适用于妊娠初期恶心、呕吐。

【方解】和胃白术汤方中白术益气健脾，和胃燥湿；川芎活血行气安胎；花椒温中散寒，通阳止痛；牡蛎收涩固胎；醋浆水开胃降逆，调畅气机；人参安胎益气；半夏醒脾除湿化痰；陈皮化痰理气；茯苓健脾益气泄浊；木香、砂仁，芳香醒脾安胎化湿；炙甘草益气补中，并调和药性。

【加减】若腹痛者，加白芍、枸杞子、当归，以活血通络，缓急止痛；若胃脘疼痛者，加大川芎用量，以行气活血，通经止痛；若腹痛、不能饮食者，加白芍、桂枝、葱白、麦芽，以温阳通经，消食和胃；若气滞者，加紫苏梗，以行气化滞；若脾虚者，加山药、党参、黄芪，以补益中气；若血虚者，加阿胶、熟地黄，以滋补阴血。

☯ 温脾散寒汤（夏度衡方）

【组成】人参4g，干姜4g，半夏6g，橘皮（陈皮）48g，竹茹48g，

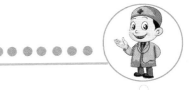

大枣 30 枚，生姜 24g，甘草 16g。

【用法】水煎服，每日 1 剂，分 3 次温服，7 剂为 1 个疗程，需要用药 4 个疗程。

【功效】降逆和胃，温化寒饮，兼清郁热。适用于妊娠初期恶心、呕吐。

【方解】温脾散寒汤方中干姜温脾胃而散寒，暖中阳而纳运；人参补脾益胃；半夏醒脾胃而理气机，止呕降逆；生姜温胃散寒化饮，降逆和中；陈皮化滞行气，和胃降逆；竹茹和胃清热，降泄浊气。大枣、甘草益气和中，调理脾胃。

【加减】若气滞者，加青皮、陈皮、厚朴，以行气化滞；若胃热明显者，加黄连、通草、黄芩，以清泻胃热；若泛酸明显者，加牡蛎、合欢皮、白芍、海螵蛸，以制酸止逆。

☯ 养阴生津汤（王白立方）

【组成】人参 7g，麦冬 168g，粳米 7g，半夏 24g，陈皮 48g，竹茹 48g，大枣 30 枚，生姜 24g，甘草 16g。

【用法】水煎服，每日 1 剂，分 3 次温服。7 剂为 1 个疗程，需要用药 4～6 个疗程。

【功效】养阴生津，补益中气，降逆止呕。适用于妊娠反应，食入即吐。

【方解】养阴生津汤方中重用麦冬生津养阴，滋液润燥；人参生津益气，调营和阴；粳米、大枣，益脾养胃，化生阴津，助人参益气补血；半夏行津开胃，调畅气机，降逆和胃，并制约滋补药壅滞；陈皮行气化滞，和胃降逆；竹茹和胃清热，降泄浊气；生姜降逆醒脾和胃；甘草益气补中，并调理脾胃。

【加减】若气虚者，加山药、当归、黄芪，以健脾益气；若阴虚甚者，加玉竹、百合、石斛，以滋阴生津；若不思饮食者，加山楂、鸡内金、神曲，以消食和胃；若大便干结者，加麻仁、郁李仁，以润肠通便。

【验案】段某，女，30岁，长沙人。怀孕 50 余天，近 20 天来恶心呕吐剧烈，厌油味。在当地经中西药治疗，仍未能有效控制呕吐，在亲戚的介绍下来诊治。中医诊见：妊娠恶心呕吐，心胸烦热，倦怠乏力，口苦，舌质红，苔黄腻，脉虚弱。中医辨为中虚湿热证，治当补益中气，清热化湿。用上方 8 剂，水煎服，每日 1 剂，每日 3 服。第二诊：恶心呕吐减轻，予前方 8 剂。第三诊：恶心呕吐解除，予前方 6 剂。第四诊：诸证悉除，又予前方 8 剂巩固治疗效果。

☯ 调和阴阳汤（张介眉方）

【组成】白芍 11g，桂枝 14g，炙甘草 6g，生姜 3 片，大枣 12 枚。

【用法】水煎服，每日 1 剂，两次药液混合，频频少量饮服。呕吐严重者，适当配合西药纠酸补液。

【功效】平冲降逆，调和阴阳。适用于妊娠剧吐。

【方解】调和阴阳汤中桂枝有补中和胃之功，伍以酸苦之白芍，可敛桂枝之辛温；桂枝配甘草，辛甘化阳；白芍伍甘草，酸甘化阴；生姜为"呕家圣药"，止呕化痰；大枣健脾益气，共奏调阴阳，和气血，平冲降逆之功。阴阳调，气血和则冲气自平，呕吐自止。

【加减】呕吐甚者重用生姜、葱白；痰湿较甚者加川贝母、半夏；虚寒较甚者加人参、干姜。

【验案】金某，女，27岁，护士。结婚半年，停经 69 天，半月前觉头昏，身体乏力，恶心呕吐，食欲不振，告假休息。经社区医院西药治疗无好转。近日食入即吐，并觉气从少腹上冲，汗出，吐甚时涕泪交加，痛苦难言，卧床不起。投本方，重用生姜，加人参并给静脉注射补液。2 剂后，上冲之气已平，呕吐次数明显减少，程度减轻。守方 2 剂，诸症悉除。7 个月后顺产一男婴。

【按语】妊娠呕吐主要因脾胃俱虚，或素有痰湿停饮，阴阳失调，气血失和所致。在治疗时必须针对"阴阳失调，冲气上逆"的病机，以

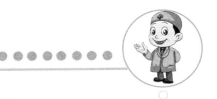

调和阴阳，平冲降逆为法。

化饮止呕方（汶明琦方）

【组成】枯黄芩 6g，紫苏叶 4g，川黄连 4g，淡吴茱萸 1.6g，姜竹茹 6g，生白术 14g，制香附子 14g，广砂仁 4g，广陈皮 6g，鲜煨姜 4g。

【用法】水煎 2 次，每日 1 剂，早、晚各 1 次。

【功效】清热降逆，平肝和胃，化饮止呕。适用于妊娠呕吐。

【方解】根据中医理论，用苏叶、陈皮、香附子以宽胸理气，解郁降逆，治疗妊娠呕吐效果显著。黄连配竹茹清胃热，止呕除烦；白术配黄芩，清热安胎；砂仁气味芳香而性走窜，能和五脏，冲和元气，适用于气不行、食不消，且有安胎作用；陈皮理气止呕健胃；鲜煨姜主补中止呕，用生姜惧其

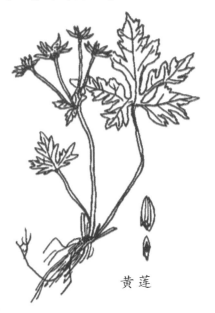

黄莲

散，用干姜恐其燥，惟煨姜不燥不散，和中止呕最为平妥。妊娠呕吐最剧者，食水不入，诸药无效，吞服白矾末即安，此方乃汪逢春遗留经验，简便有效。

【验案】苗某，女，35 岁，已婚 5 年，就诊日期：1977 年 10 月 21 日。患者素体健康，性情急躁，1 年前生一男孩。孕期 2 个月左右，即恶心呕吐、吐酸、厌食其势颇剧，曾历治不应，因之影响工作。3 个月后诸症始渐消减。今又怀孕 50 余日，头目眩晕，纳差，胸闷胁痛，胃不思纳，厌油味，呕吐酸水，频频不止，二便不畅，舌苔白浮黄，脉象弦滑。辨为情志抑郁不欢，肝木虐及脾土，清浊升降失调。上方治疗。

第二章 妊娠呕吐

027

明矾 1g 研细末，以小胶囊装，匀两次，先用白开水送下。第二诊：1977 年 10 月 23 日。服上方药 1 剂，头目眩晕、胸闷胁痛以及呕吐均有减轻，精神有所好转，仍不思纳。大便 1 次，小溲较畅。舌苔稍化，脉形如前，病似小效。再以前法，佐以行水消化之味，上方加茯苓 11g、鸡内金 14g、生谷芽 16g。

第三诊：1977 年 10 月 25 日。服上方药 2 剂，诸症已减十之八九，胃纳渐开，情志舒畅，二便接近正常。舌苔薄白，脉来和顺，病已由重减轻，逐渐痊愈，上方去白矾服两剂，以巩固疗效。

【按语】以上病例治方，有抑青丸、左金丸（《丹溪心法》）、缩砂散（《证治准绳》）、橘皮汤（《韩氏医通》）、黄连温胆汤及黄鹤丹（《沈氏女科辑要》）等抑肝和胃诸方之意，黄连配吴茱萸，取其一凉一热，阴阳相济，最得制方之妙，肝胃不和呕吐用之甚效。

第三章 习惯性流产

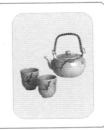

补肾安胎汤（夏中伟方）

【组成】川断 14g，菟丝子 50g，桑寄生 14g，阿胶珠 14g，白芍 28g，生晒参 28g，甘草 14g，鹿茸片 4g。

【用法】10 剂，水煎服，每日 1 剂。

【功效】安胎补肾固冲。适用于习惯性流产。

【验案】苗某，女，34 岁。2006 年 2 月 10 日来医院就诊。今停经 39 天，以前有 3 次自然流产史。

患者既往月经 6～7/35 天，量中等，色红，无明显痛经推迟。末次月经：2006 年 1 月 2 日。现停经 39 天，阴道少量出血。生化试验：查尿人绒毛膜促性腺激素阳性，诊断为早孕。无明显恶心等妊娠反应，曾在 2000 年、2002 年及 2004 年 3 次自然流产。在 2002 年 B 超发现有子宫腔纵隔，于 2003 年 9 月在宫腔镜下行子宫纵隔切除加放节育器，3 个月后取出节育器。在宫腔镜下发现有小的子宫肌瘤。2004 年曾查染色体、宫内感染相关病毒（TORCH）抗体基本正常。性激素检查也在正常范围。患者血型 A 型，男方为 B 型。男方精液检查未见异常。为保胎而住院。现症：停经 39 天，阴道无出血，无乳胀，但有乳头痛，无恶心呕吐，饮食尚可，二便正常。舌质正常，苔薄，脉沉细无力。诊其为滑胎（习惯性流产），证属肾虚。患者先天禀赋不足，加之子宫纵隔切除术，肾气亏虚，冲任失固，胞胎失系，故屡孕屡堕。综观脉症，病位在冲任，病性为虚证。投以上方。

复诊：患者昨日起阴道少量出血，且晨起有少量鼻血。考虑为阴虚燥热，迫血妄行。但患者肾虚为主，故在原方补肾基础上加滋阴润燥止血之女贞子、苎麻根。停经 60 天，患者无阴道出血，无腰酸痛及乳房胀痛，无恶心呕吐等不适，食欲睡眠可，大小便正常。复查盆腔 B 超示：宫内可见 4.4cm 胎囊，胎芽 1.7cm，可见胎心。

【按语】反复性流产、先兆流产主因是患者先天禀赋不足，肾气虚弱，冲任不固，故易于滑胎。中医治疗以固胎补肾为主，以寿胎丸为主方，加用补肾力强之鹿茸片。同时予以女贞子、苎麻根滋阴润燥止血。诸药合用，肾气恢复，冲任得养，胚胎发育正常。

知母补胎汤（王怀义方）

【组成】白术 14g，人参 6g，知母 14g，桑寄生 18g，竹茹 6g，陈皮 14g，杜仲 6g，菟丝子 14g，黄芩 6g，山药 14g，川贝 14g，益智仁 14g。

【用法】10 剂，水煎服，每日 2 剂。

【功效】益肾健脾。适用于习惯性流产。

【方解】知母补胎汤由益气补中汤化裁，但这里却并非照搬原方，而是利用其法理滋补肾气以养经血，酌加生地黄、炒炭和莲房炭。生地黄性苦寒，炒炭性温，入手、足少阴经，配以莲房炭，性苦涩而温，入足厥阴血分，二者止血安胎，养胎而不动胎，确为治疗滑胎、小产之要药。

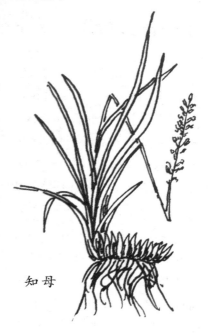

知母

【验案】何某，女，29 岁。1977 年 5 月来医院就诊。

该患者婚后 4 年多次流产，经多家妇科医院治疗均不见好转，也服用过多种中药，未见起色。经妇科系统检查，除习惯性流产外，未发现其他器质性病变，经专科医院检查认定，此病并非器质上的缺陷，乃是临床一般流产。

来医院就诊情况：患者已有孕 40 天左右，尚未见胎漏。见其神色正常，略有紧张，体重 50kg 上下；舌淡，苔薄白，脉来弦滑有力。自述平时健康，现时有腰腿酸，大便燥结，小便正常，夜眠可，胃纳一般，余无明显不适。辨证为：脾肾两虚型滑胎（习惯性流产）。投以上方。随症加减，续服 15 剂。患者于怀孕 3 个月时出现胎漏，就诊时神情异常紧张，询问之出血量不是很多，舌淡红，苔薄白，脉弦滑有力。此症虽有脾肾两虚为本，但胎漏动血乃由胞宫蕴热虚火妄动所致。故需加用凉血止血之药物以安胎。嘱其不必惊慌，遂于原方中改杜仲为杜仲炭 26g，加地黄炭 28g，莲房炭 26g，续服 6 剂。药后未见出血，故再与辨证加减，患者服药 7 个月后停药，足月产下一健康女婴，母女平安。

【按语】中医认为习惯性流产病因在于任冲二脉不固，肾气不足，本案从气治而不从血治，由补中益气汤化裁加以滋补肾气之品，以利胎元。孕妇滑胎本已伤血动血，故切不可再用补血和血药动其经血，而采取补气调经之法静养胎元。凡遇此种病例或类似此种病例均用补气法治疗，疗效甚好。治疗中 1～3 个月为安胎，方用人参 6g，白术 14g，知母 14g，陈皮 14g，桑寄生 18g，杜仲 6g，菟丝子 14g，益智仁 14g，山药 14g，川贝 14g，加减，水煎服。待到 4～6 个月以补胎为主，杜仲可加至 14g，菟丝子加至 16g，以利于胎儿成熟。7～9 个月，以养胎为主，续断、益智仁均加至 16g。如用药后仍见少量流血，不必担忧，可将杜仲改为杜仲炭 26g。如血见较多，先检查胎元，如胎元尚好，可加用地黄炭 28g，莲房炭 26g，止血而不留瘀，临床每每奏效。

☯ 地黄加减汤（朱文元方）

【组成】鳖甲 26g，龟甲 26g，牡蛎 26g，阿胶（烊）16g，熟地黄 18g，丹参 16g，三七 6g，女贞子 16g，墨旱莲 16g，桑寄生 18g，何首乌 16g，白芍 28g。

【用法】水煎服，每日 1 剂。分 3 次温服。

【功效】柔肝潜阳，滋填肾阴，补血行血。适用于习惯性流产。

【验案】刘某，女，32 岁，结婚 5 年。2006 年 6 月 20 日来医院就诊。患者 5 年来小产 4 次。

来医院就诊情况：患者自 2002 年至 2005 年 4 月，小产 4 次，每孕 1 个多月时而殒，4 胎都属不完全流产，需刮宫处理。月经多推迟 5～8 天而至，月经量中等，经色暗红，带有少量血块，量不多。胃纳正常，口干，梦多寐差，面部及背部常出痤疮。白带色黄，无异味。脘腹疼痛，大便溏泄，每日排大便 4 次。察其舌质暗红，无苔，镜面舌，脉细数。此为滑胎（习惯性流产），系肝肾阴虚，气血不足，冲任系胎无力所致。

复诊：服用上方 25 剂后，口干减轻，睡眠正常，大便仍溏，每日排大便 3 次，本月月经后期 5 天而至，月经色、量均正常。此乃肾阴渐复，但脾胃虚弱，腐熟、运化功能失职。治则养肝滋肾，健脾益气。方用三甲复脉汤合六味地黄丸、四君子汤加减。服用前方 7 剂后，大便转稠，次数明显减少，每日排大便 1 次，脘腹稍舒。此脾胃功能渐健，故守前方加减治之，冀获痊愈。

【按语】名家张景岳治妇人胎殒不孕，云："去其所偏，则阴阳和而有子"。此例所因有二：一是阴虚阳亢，虚火上升；二是脾胃气虚，土虚不能载物。故采用潜阳育阴，益气健脾之法，以复方治之。若能恪遵医嘱，不急于求成，预计将有所获。

☯ 补肾安胎汤（夏洪生方）

【组成】覆盆子、杜仲、白术、棉花根各 14g，菟丝子 18g，杭白芍 6g，熟地黄 16g，党参 16g，炙甘草 6g。

【用法】水煎服，每日 1 次。未孕之前，预服此方 5 个月以培其根蒂；已孕之后，以此方随证加减。

【功效】适用于肾虚不固、气血虚弱之习惯性流产。

【方解】补肾安胎汤方中菟丝子性辛甘平，覆盆子味甘酸微温，二药同用，有补肾生精、安胎固冲之功；杜仲甘温，补而不腻，温而不燥，为肝肾之要药，有补肾安胎之功；白芍、熟地黄为补血养肝之品，滋养胎元；党参、白术、棉花根性甘温微苦，能益气健脾，升阳除湿，化生气血，健脾安胎；炙甘草性甘平，调和诸药，和中益气，止痛缓

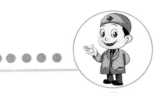

急。全方有温养气血、补肾益精、固胎防漏之功。

【加减】阴道出血，量少色红，脉细数者，加荷叶蒂 12g，苎麻根 16g，黄芩 14g，阿胶（烊化）14g；如出血多色红，宜减去当归之辛温，再加大血藤 18g，墨旱莲 18g，大叶紫珠 14g；出血日久，淋漓黯淡，腹部不痛者，加桑螵蛸 14g，鹿角霜 18g，花生衣 28g，党参加至 28g；如腰脊及少腹、小腹坠胀疼痛，加桑寄生 11g，续断 18g，砂仁 4g，紫苏梗 6g。

【验案】田某，女，33 岁，机关干部。结婚 4 年，男方精液正常，女方连续流产 5 次，2000 年 8 月 23 日来医院就诊。3 年前，患者第一次受孕 2 个月，因使用药物不当导致流产。以后每次妊娠均在孕 2 个月左右无故流产。此次来诊时已停经 65 天，症见恶心、纳差、小腹下坠感、阴道有少量血性分泌物，观其面色无华、形体消瘦，查其舌质淡苔薄白，切其脉滑弱无力。予以安胎汤加减，每日 1 剂，水煎早、晚温服。连服 10 剂后，诸症消失，面色红润，脉滑有力。继予前方每周服 2 剂，连服 8 周，经 B 超检查，胎儿发育正常。40 周后娩出一男婴，母子均健康。

☯ 保胎汤（于己百方）

【组成】白扁豆、山茱萸、杜仲、续断、枸杞子各 7g，党参、白术、熟地黄各 28g，桑寄生 16g，山药 16g，白芍 18g，炙甘草 4g。

【用法】水煎服，每日 1 次，复渣再服。8 天为 1 个疗程。

【功效】适用于脾肾两虚腹痛隐隐之滑胎，症见小腹坠痛，脉沉弱无力，习惯性流产，腰痛，舌质淡或有齿痕，苔薄。

【方解】保胎汤方中党参、白术、白扁豆、山药、甘草益气健脾补后天；熟地黄、山茱萸、杜仲、枸杞子益精养血补先天；续断、桑寄生补肾安胎；白芍养血敛阴，缓急止痛。本方中重用白芍、熟地黄，乃求其力专也。

【加减】胸闷纳差者加砂仁 7g，陈皮 7g，以芳香和胃；呕恶者选加竹茹、陈皮、生姜各 7g，以和胃止呕；畏寒肢冷、少腹发凉者加肉桂

6g，制附片 7g，以温阳暖胞。若下腹下坠者加升麻 7g，柴胡 7g，以升阳举陷；小腹挛痛或阵发性加剧者，白芍用至 28g，甘草用至 16g，以缓急止痛；小腹胀痛者，加枳实 7g，以理气止痛；胎动下血者加阿胶 11g，墨旱莲 16g，棕榈炭 7g，以固冲止血；口干咽燥、舌红苔黄者，去党参，加太子参 16g；或选用黄芩 7g、麦冬、石斛、玄参各 11g，以养阴清热安胎。

【验案】胡某，33 岁，已婚多年，1994 年 7 月 20 日来医院就诊。诉 1990 年 1 月结婚至今先后自然流产 4 次，每次都在妊娠 50 天左右。1992 年省人民医院做染色体及妇检，排除遗传疾患和生殖器畸形。诊见：精神饮食尚可，睡眠较差，多梦；月经规则、色淡红、量中等，舌淡红、苔少，脉沉细。末次流产在 1993 年 1 月 18 日。根据症状及舌脉辨证属气血不足，用上方 15 剂煎服，固胎；继服归脾丸 14g，每日 2 次，连服 1 个月以养血养神；然后用参茋丸连服 2 个月后，面色红润，精力充沛，自动放弃避孕。于 1994 年 11 月 20 日停经，12 月 28 日尿检试验阳性，提示早孕，嘱继服参茋丸至妊娠 3 个月停服。于 1995 年 8 月 27 日足月顺产一男婴。笔者曾观察治疗 16 例，均孕前服固胎汤丸 2～3 个月，妊娠后继服，直至安全度过滑胎期后停服，随访全部足月顺产，临床实践用之得心应手，且经济方便。

☯ 活血固胎汤（张素元方）

【组成】当归 6g，黄芪 120g，赤芍 6g，地龙 4g，川芎 4g，红花 4g，桂枝 11g，茯苓 11g，桃仁 11g，牡丹皮 11g，白芍 11g。

【用法】水煎服，每日 1 剂，分 3 次温服，7 剂为 1 个疗程，需要用药 12 个疗程。

【功效】养血益气，活血固胎。适用于习惯性流产。

【方解】活血固胎汤中重用黄芪大补脏腑之气；桃仁、红花、赤芍、川芎、牡丹皮，活血行血，使血能运行于经脉之中；当归养血补血，与黄芪配伍，以使气从血中而生；地龙活络通经；桂枝散瘀通经；茯苓渗利瘀浊；白芍通络益血，兼防化瘀药伤血。

【加减】若气伤甚者，加山药、大枣、人参，以健脾益气；若出血多者，加棕榈、茜草、白及、三七，以止血化瘀；若腰酸腰痛者，加牛膝、杜仲，以强健筋骨；若血虚者，加熟地黄、阿胶、补骨脂，以滋补阴血等。

【验案】陈某，女，34岁，工人。近4年来数次怀孕而流产，经多家省市级医院检查，均未发现器质性病变，虽服用中西药却都没有达到预期治疗效果，

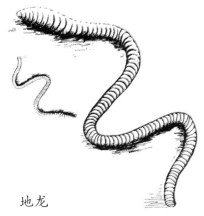

地龙

近因同事介绍前来诊治。刻诊：怀孕40余天，阴道轻微出血，腰酸，失眠多梦，心悸，肢体沉重，舌质黯淡瘀紫，苔薄黄，脉沉弱涩。中医辨为血虚瘀热证，治当补血养血，活血化瘀，用上方。5剂，水煎服，每日1剂，每日3服。第二诊：腰酸略有减轻，予前方5剂。第三诊：阴道出血停止，予前方5剂。第四诊：心悸除，予前方5剂。第五诊：诸证基本解除，予前方5剂。之后，为了巩固治疗效果，予前方变汤剂为散剂，每天分2服，每次6g，治疗5个月。随访结果，胎儿已足月顺产。

【按语】笔者根据心悸、失眠多梦辨为血虚，再根据舌质黯淡瘀紫、脉沉弱涩辨为瘀血，因苔薄黄辨为夹热，以此辨为血虚瘀热证。方以养血补血，安胎止血；化瘀活血，安胎清热。方药相互为用，以奏其效。

☯ 阿胶养胎饮（马骏方）

【组成】阿胶（烊化）、煨杜仲、补骨脂各14g，驴外肾（冲）4g，白术、菟丝子、熟地黄、白芍各11g，当归6g，川芎6g，黄芪16g。

【用法】水煎3次，约500ml，药汁混匀，早、晚空腹各服250ml。连续服药至症状消失，停药观察10～15日，症状消失者不再服药。

【功效】用于滑胎。

【加减】腰酸痛者，加续断14g；出血者，加焦艾14g，苎麻根11g；血热者，加黄芩18g，熟地黄易生地黄11g；纳呆腹胀者，加陈皮10g，

砂仁 14g；恶心呕吐者，加竹茹 6g。

☯ 安胎止痛汤（刘赤选方）

【组成】艾叶、当归各 28g，川芎、阿胶（另蒸）、甘草各 18g，白芍 60g，生地黄 60g。

【用法】水煎服，去渣，纳阿胶令其烊化，温服，每日 1 剂，每日 3 次。

【功效】调经补血，安胎止痛。用于妇女冲任虚损，崩中漏下，月水过多，淋漓不止；或半产后下血不绝，或妊娠下血，腹中疼痛者。

【方解】安胎止痛汤方中生地黄补肝益肾，益冲任为君；白芍补肝养血，敛阴津而益营血，当归养血和血为臣；阿胶止血养血，兼固冲任二脉，艾叶（炒炭用）安胎止血为佐；使以川芎和血活血，以期补而不滞；又以甘草和药益脾，且可缓急止痛。诸药合用，共奏补益冲任，养血止血之效。

【验案】郭某，女，34 岁，工人。结婚 5 年，自述妊娠 4 个月，无故下身流血，量不多，腹不痛，脉滑无力，中医辨此因劳累伤脾，致使肝不藏血，脾不统血而胎漏。治则清热安胎，养血止血，方用加味安胎止痛汤。阿胶（烊化）7g，艾叶 7g，生地黄 16g，杭白芍 7g，当归 7g，川芎 4g，续断 7g，焦杜仲 7g，人参 7g，黄芩 6g，甘草 6g。服药 3 剂后下血减少，仍以原方续服 5 剂，血止病愈。

☯ 健脾安胎饮（王生义方）

【组成】石莲 7g，山药 16g，黄芩 7g，川黄连 4g（或马尾连 7g），椿根白皮 7g，侧柏炭 7g，阿胶块（烊化）16g。

【用法】水煎服，每日 1 剂。分 3 次温服。

【功效】清热安胎，健脾补肾，止血定痛。用于妊娠初期胎漏下血，腰酸，腹痛属于胎热者。

【方解】中医的胎漏相当于西医的先兆流产。此病有虚实之分，虚证宜补，方如泰山磐石饮等；而本方所治胎漏属于热证者。在妊娠初期，由于血聚养胎，故病人多见阴虚而阳气偏胜，阳盛则热，下扰血海，迫血妄行，导致胎漏下血，腰酸、腹痛等证。中医《本草备要》中曾说过白术、黄芩为安胎圣药。因为白术能健脾，脾健则能统血，黄芩苦寒能清胎热。在实践中王老体会白术偏于温燥，而妊娠又多阴虚血热，所以用山药代替白术，取其味甘性平、健脾补肾，补而不热；石莲，性味微苦寒，能补肾健脾，滋养阴液；黄芩、黄连安胎清热，

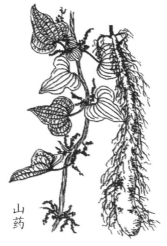

山药

椿根白皮味苦涩寒，止血收涩；侧柏叶苦涩微寒凉血止血，炒炭后又能止血收敛；阿胶本属甘平，王老体会该药甘而微寒，有凉血清热；安胎益阴之功，又由于阿胶性黏腻，能凝固血络善于止血，对妊娠患者既可安胎又可定痛。古人曾用胶艾汤治疗妊娠下血，因为艾叶偏温弃而不用，代之以芩、连清胎热而安胎。总之本方健脾补肾，补而不热，清热而不伤正，收涩止血而安胎。

【验案】胡某，女，28岁。2006年3月9日来医院就诊。患者早孕后今晨下红少许，伴腰酸，头晕。

来医院就诊情况：月经及婚育史：已婚，14岁初潮，4～5/30，末次月经：2006年1月31日。平时少腹两侧隐隐胀痛，经仍未行，基础体温升而不降，尿人绒毛膜促性腺激素阳性，4天来腰酸，头晕乏力，食不知味，舌质偏红，脉细数，今晨下红少许，色淡。诊其为胎漏（先兆流产）。证属体虚不足，胎元欠固。治则健脾安胎。嘱其休息，痛甚急诊。

复诊：5剂药后下红即止，再予前方加减益气安和。之后，病情又有反复，略有烦恶，两腿酸楚，少腹两侧隐痛，偶有少腹痛，带下黄水，略见咖啡色，痛即瘥。2006年3月27日B超示：宫内早孕，右侧附件囊性结构（可能源于卵巢）。又以原方加减56剂后，诸证皆除。

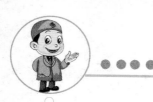

🔯 补气养血汤（杨白弗方）

【组成】白术、炙甘草、当归各 6g，人参、黄芪各 7g，川芎、白芍、熟地黄、续断各 4.6g，糯米 11g，黄芩、砂仁各 4g。

【用法】水煎服。每日 1 剂，每日 3 次。

【功效】补气养血脾胃。适用于妇女身体素弱，气血两虚，或肥而不实，或瘦而血热，或脾胃少食倦怠，素有堕胎之患。

【方解】补气养血汤用人参、黄芪、白术、炙甘草健脾益气以固胎气，当归、川芎、熟地黄、白芍调血补血以寿胎元，川续断补肝益肾，砂仁调气和胃，佐以川续断有固肾之作用，糯米补益脾阴，黄芩、白术同为安胎要药。诸药合用，使气血调和，冲任得固，胎孕得安。

【加减】胃弱者，多用砂仁，少加黄芩；脾胃有热者，倍加黄芩，少用砂仁。

【验案】用本方加味（炒党参、炙黄芪、炒白术、桑寄生、菟丝子、川续断、砂仁、陈皮、炙甘草、车前子、南瓜蒂）治疗习惯性流产 27 例。结果：药后足月产 25 例，失败 2 例。

🔯 补肾安胎散（张德喜方）

【组成】川续断 46g，桑寄生 46g，阿胶块 46g，菟丝子 46g，椿根白皮 16g。

【用法】将药研细末，每服 8g，每月逢 1、2、3 日；11、12、13 日；21、22、23 日各服 1 次。

【功效】安胎补肾。用于习惯性流产属于肾虚者。

【方解】张老医生认为习惯性流产多属于肾虚。肾虚则导致冲任不固。冲为血海，任主胞胎，肾虚则胎失所养，不能养胎而导致流产。主要表现为妊娠期间腰部酸胀，全身无力，小腹下坠，甚或有阴道下血，头晕耳鸣，两腿酸软，或有数次滑胎史。张老医生鉴于这种流产，尤其是阴道下血后发展较快者，使用寿胎丸治疗。虽然效果不错，但仍有进一步提高的必要。从剂型上，将丸剂改为散剂，使之药量、药力增加（每服7g，实际剂量较丸剂为大），疗效也会相应提高。从药物组成上，在原方基础上加椿根白皮、阿胶加强止血凉血的作用。最主要的是改变了服用的方法。上述服法，实际上是每10天中服药3天，这是因为妊娠多胎热，而习惯性流产又是因为肾虚不能系胎所致。在治则上，胎热宜清，肾虚宜补。方中桑寄生、川续断滋补肝肾，益肾安胎；阿胶块凉血固涩而止血，又能养血而安胎；菟丝子味辛甘平微温，既补肾阳又能益肾阴，温而不燥，补而不滞，上述4药均为补益之剂。另加椿根白皮是取其性寒能凉血固涩止血之效，出血时可以止血，未出血时可以预防出血。从药量上分析，补益剂每味药均为46g，共计180g，而清热固涩剂仅有16g。突出了补肾的主要作用以治其本，稍佐清热固涩之剂以治其标，治本为主，治标为辅。改变服用的方法，为的是吃吃停停，不会因为过于补益而增加胎热。这样，既突出了补肾的特点，稍佐以清热固涩之品，又在药量上加以限制，完全解决了补治之间的矛盾，不但提高了疗效，而且节约药源。

☯ 保胎丸加味汤（李寿山方）

【组成】熟地黄16g，太子参16g，桑寄生16g，法半夏11g，菟丝子16g，杜仲16g，阿胶珠16g，白芍16g，黄芩14g，麦冬11g，川续断16g，甘草6g。

【用法】4剂，每日1剂，服药量以服后不吐为准，可少量频服。

【功效】养血安胎，补肾益气。适用于习惯性流产。

【验案】常某，女，28岁，已婚，纺织厂工人。2006年3月10日来医院就诊。自然流产3次，孕40天。丈夫生殖系统正常。

就诊情况：患者婚后3年，自然流产3次，每至妊娠40多天胚胎停止发育。因第一次自然流产，后2次确诊妊娠后均住院保胎但无效。遵医嘱每次孕均相隔1年以上，用避孕套避孕。3次自然流产后与丈夫到省人民医院做"染色体"、"免疫"有关检查及"内分泌检查"，未发现异常情况。平素月经30天左右一至，经量经色正常，5～6天净，不痛经，时感腰酸。就诊时"孕40天"，在妇产医院B超确诊"宫内孕"、人绒毛膜促性腺激素（＋）。诊见其表情焦虑，担心再次流产，要求中药保胎治疗，仅有轻微恶心，时有呕吐清涎，神疲乏力，面容微白，无阴道流血，无腰腹疼痛，时口干。患者舌淡红，苔薄黄，脉细。诊其为滑胎（习惯性流产），证属肾虚。

第二诊（2006年3月18日）：1周后复诊，服药后无不适，唯感恶心稍加重，上方加砂仁（后下）11g，3剂，服法同前。查人绒毛膜促性腺激素（＋），嘱两个月后做B超。

第三诊（2006年3月26日）：2天前，B超"宫内活胎"符合妊娠月份，要求继服中药保胎，上方不变，服至孕100天停药。孕4个月余时，其表姐来讲，B超复查胎儿发育正常。

【按语】习惯性流产，属于中医的"滑胎"。中医认为滑胎病因首推肾虚。方中"寿胎丸"源于《医学衷中参西录》，方的原意是"治滑胎"。方中菟丝子补肾益肝，肾旺自能荫胎；桑寄生能养血强筋壮骨，使胎气强壮；续断能补肾，阿胶善伏藏血脉，滋阴补肾。全方补肾养血安胎。在该方基础上适加补气和胃之品，使肾气健壮，气血充实，冲任通盛，则胎固母安。对滑胎治疗保胎时间超过原流产时间的2个月左右，正如《明医杂著·妇人半产》云："其有连堕数次，胎元损甚者，服药须多，久则可以留。"

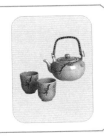

第四章
产后缺乳

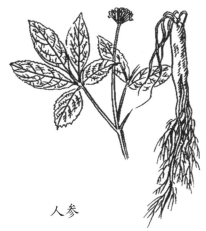

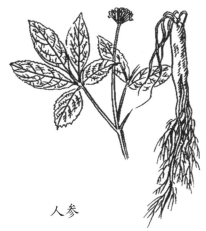

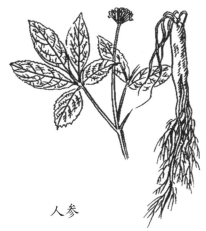

人参

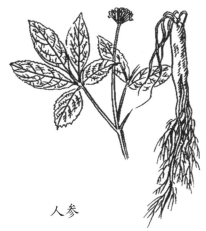

☯ 通络下乳汤（夏锦堂方）

【组成】生黄芪 28g，人参 28g，当归（酒洗）60g，麦冬（去心）16g，木通 2g，桔梗 2g，猪蹄（去爪壳）2 个。

【用法】水煎服。每日 1 剂，分 3 次服。

【功效】通乳络，益气血。适用于缺乳，证属气血虚弱者，症见产后乳汁少或无，面色无华，乳房柔软无胀感，神疲乏力，舌质淡，脉细弱。

【方解】通络下乳汤方中人参性甘温，大补元气；当归性甘润，补血和血，二药气血并补，为君药。黄芪助人参健脾益气，以裕气血生化之源；血属阴，血虚可致阴虚，阴虚每每兼有血虚，故以麦冬生津养阴，以助当归补血，为臣药。君臣相伍，共建补气生血之功。猪蹄为血肉有情之品，大补气血，通络下乳；辅佐木通通络而下乳；桔梗升提入肺，少量与之，以载药上行，并可开宣肺气，以助乳汁之下，共为佐使。全方其配伍特点主要是大量补气生血药，配伍少量宣通络下乳药，标本兼顾，但治本为主，意在气血充而化乳之源裕，乳汁自下。

【加减】本方适用于缺乳，证属气血虚弱者。临床以产后乳汁少或

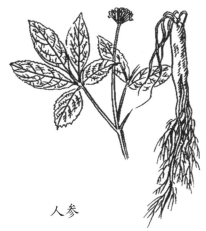

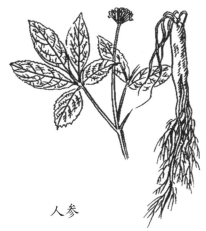

第四章

产后缺乳

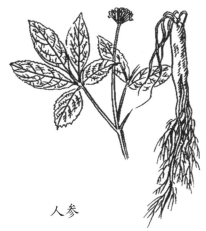

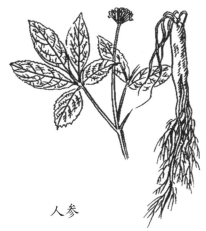

041

无，舌质淡，脉细弱面色无华，神疲乏力，为辨证要点。血虚明显者，加白芍、当归、熟地黄；气虚甚者，加白术、大枣、山药以健脾益气；如兼肝郁而见胁痛、乳胀者，加郁金、佛手、枳壳以疏肝解郁。

【验案】常某，女，32岁，干部，已婚，1976年10月4日来医院就诊。患者产后14天，乳汁稀少。诊见两乳部柔软，无胀感，全身乏力，心悸气短，面色无华。舌质淡红苔薄白，脉细弱。证属气血两虚，用益气通乳丹3剂，水煎服。二诊：服上方3剂后，乳房有胀感，乳汁增多，心悸，气短减轻。再服3剂，乳汁如常。

【按语】下乳汤所治病证系由气血两虚而致。若素体气血亏虚，或脾胃素弱，化源不足，复因产后伤血耗气，导致气血亦虚。中医"乳汁乃气血所化"，气血亏虚，则乳汁化生乏源，无乳可下，故产后乳汁少或无；乳汁不充，则乳房柔软无胀感；气虚血少，无以滋养，则面色无华，神疲乏力。舌质淡，脉细弱为气血虚之象。傅青主曰："无气则乳无以化，无血则乳无以生"，故治则补气活血通乳。

甘草猪蹄汤（郭士魁方）

【组成】炙甘草4g，当归、川芎、白芍、党参、白术、茯苓、熟地黄各6g，黄芪11g，漏芦4.6g，陈皮4g，木通4g，猪蹄2只。

【用法】用猪蹄煮汁900ml，再用猪蹄汤煎药服用。

【功效】通络下乳，调补冲任。适用于缺乳，证属冲任气血虚弱者。症见产后乳汁少或全无，体倦乏力，头晕心悸，乳汁清稀，乳房柔软，恶露量少色淡，面色无华，舌质淡，脉细弱。

【方解】方中当归、川芎、白芍、熟地黄养血益肾；黄芪、白术、党参、茯苓、炙甘草益气补脾养胃。八药配伍，肝肾脾胃同治，气血冲任并调。如此，气血足，冲任旺，则乳汁化生有源。猪蹄为血肉有情之品，大补气血，通络下乳；漏芦、陈皮、木通行气通乳。诸药合用，共奏益气养血，补冲任，通乳络之功。综观全方，补气血与通乳络并用，补而不滞，通而不伤，但以补为主。对气血冲任亏虚之缺乳较为适宜。

【加减】本方适用于缺乳，证属气血虚弱者。临床以产后乳汁少或全无，头晕心悸，舌质淡，脉细弱，恶露色淡，面色无华，为辨证要点。阴血虚甚者，可加阿胶、麦冬、莲子、五味子以滋补阴血；乳房胀者，可加柴胡、益母草、王不留行、穿山甲以疏肝通络。

【验案】田某，女，31 岁，工人。1965 年 6 月 20 日来医院就诊。患者产后 5 天无乳。乳房无胀感，有时轻微头晕。诊见：体瘦面黄，舌苔薄白，脉虚弱。辨证属产后气血两虚。予上方 3 剂，水煎服。6 月 24 日二诊：服药 3 剂，乳汁开始分泌，但量不多，舌脉同前。原方加木香 6g，山药 11g，路路通 7g，煎服法同前。又服药 3 剂，乳汁增多。

【按语】产后缺乳由气血两虚，乳络不通而致。《景岳全书》曰："妇人乳汁乃冲任气血所化，故下则为经，上则为乳。若产后乳迟乳少者，由气血之不足而犹或无乳者，其中为冲任之虚弱无疑也"。《妇人大全良方》亦认为"乳汁资于冲任"。产后失血耗气，导致气血不足，冲任虚弱，乳汁化生乏源，故乳汁少甚或全无，质清稀，恶露量少色淡；气虚血少，无以滋养，则面色无华，体倦乏力，头晕心悸。中医治疗宜补益气血冲任，通络下乳为法。

☯ 通经下乳散（陈景河方）

【组成】青皮、漏芦、桔梗、木通、白芷、通草各 16g，当归、川芎、天花粉、白芍、生地黄、柴胡各 28g，穿山甲 46g，王不留行 90g，甘草 10g。

【用法】将药共研细末，8g/次，临卧黄酒调服。

【功效】养血疏肝，通经下乳。适用于缺乳，证属肝郁气滞者。症见产后乳汁涩少，甚或全无，胸胁胀满，乳房胀满而痛，乳汁浓稠，情志不舒，食欲缺乏，苔薄黄，脉弦或弦数。

【方解】下乳散中"王不留行能走血分，乃阳明冲任之药"，长于行血脉，通乳汁；"穿山甲……，通经下乳用为要药"，二者配伍，"妇人服了乳长流"，故重用为君药。柴胡解郁疏肝；青皮辛散苦泄，疏肝破气，"治肝经积气"（《珍珠囊》）；川芎为"血中气药"，能行气运血，开郁散结。三药疏肝理气，为臣药。漏芦性苦寒，清解热郁而下乳，木通专于通经下乳；天花粉性甘苦寒，入胃经，润燥散结；白芷为"阳明经本品"，辛散开结通络，此四药共助通郁结，下乳汁。当归和血补血，生地黄生津滋阴，白芍养血敛阴，三药滋补阴血，补肝体以和肝用，与产后多虚之病理特点相符，同时能防辛散走窜之品耗伤阴血。以上俱为佐。桔梗宣肺以助气机条达，并载药上行；甘草调和诸药，为使。综观全方，主以疏肝理气，通经下乳，辅以养血柔肝，如此配伍，通而不伤，补而不滞，对肝郁气滞之乳汁不通甚为适宜。

【加减】本方为"产后乳汁不行"者而设。临床以产后乳汁涩少，胸胁胀满，乳房胀满而痛，苔薄黄，脉弦为辨证要点。乳房胀硬热痛、触之有块者，加路路通、水蛭、夏枯草、丝瓜络；兼发热、口苦者，加蒲公英、知母、金银花、黄芩。

【验案】温某，女，30岁，已婚，农民。1960年10月生第3胎，产后45天，头眩腰酸，胸闷腹胀，身乏无力，乳汁缺乏，以致婴儿营养不良，消瘦，时常啼哭，使其郁闷不堪，遂到我院就诊。就诊时间：11月22日。诊见产后乳水不足，面色萎黄，头晕目眩，精神疲乏，脉象细软，舌质淡苔薄白。此乃气血虚亏，乳源不足。治则健脾益血，充养乳汁。予上方治疗。二诊：11月26日。服药充养后，乳汁渐增，头眩胸闷等症亦次第好转，尚有腰酸肢软，大便不爽。此乃肝肾虚亏，血少肠燥。治则固肾养血，通乳润肠。加当归7g，黄精7g，川芎4.6g，黄芪7g，怀山药7g，肉苁蓉7g，黑芝麻7g，杜仲7g，金毛狗脊7g，白术6g，丝瓜络7g。

【按语】产后缺乳由肝气瘀滞，乳络不畅而致。若产后阴血大亏，肝木失养，复因情志不遂，肝气郁结。导致气机瘀滞，乳络不通，血脉运行不畅，故产后乳汁较少，甚或全无；肝经布胸胁，肝气瘀滞，加之乳汁壅滞，则胸胁、乳房胀满而痛；肝气犯脾，脾失健运，则食欲缺乏。乳汁浓稠，苔薄黄，脉弦或弦数为肝郁化热之象。治则理气疏肝，通经下乳。

☯ 行气活血汤（高忠英方）

【组成】当归7g，漏芦7g，赤芍6g，炒枳壳6g，木香6g，白芷

6g，川芎 4g，桔梗 4g，皂角刺 6g，甘草 2g。

【用法】水煎服。每日 1 剂，每天 3 次温服。

【功效】活血行气，通络下乳。适用于缺乳，证属乳窍不通，血气壅结者。症见产后乳汁涩少，甚或全无，乳房肿胀疼痛，胸胁胀满，舌淡紫，苔薄白，脉沉涩。

【方解】行气活血汤中漏芦味苦降泄，善于通经下乳；当归性甘辛而温，长于活血补血，为君药。枳壳消胀行气；木香止痛行气；赤芍活血散瘀。三药行气活血，为臣药。君臣相伍，气血流通，乳窍通畅。川芎为“血中气药”，助当归、赤芍行血滞；白芷伍皂角

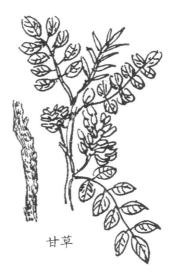

甘草

刺散结通乳。四药为佐。桔梗宣肺以助气行血畅，并载药上行；甘草调和诸药，为使。诸药配伍，共奏活血行气，通经下乳之功。综观全方，其配伍用药特点有二：一为行气活血与通络下乳同用，气畅瘀散则乳络通畅，乳络畅通则气畅血行；二为辛香走窜之品用量较小，既达行气通络之功，又无耗气伤血之忧，适于产后血虚气耗之病理特点。

【加减】本方适用于乳窍不通，血气壅结之缺乳。临床以产后乳汁涩少，乳房胀满疼痛，舌淡紫，脉沉涩为辨证要点。

瘀滞较重者，可加穿山甲、益母草、王不留行；乳房胀硬热痛、触之有块者，加路路通、夏枯草、水蛭、丝瓜络；瘀久化热者，加重漏芦、赤芍用量，并可加生地黄、牡丹皮。

【验案】吴某，女，27 岁，已婚。1991 年 9 月 15 日就诊。患者 1 周前分娩一男婴，产程顺利，母子健康，产后第 2～3 天乳汁开始增多，第 4 天因家庭琐事致情志不舒，胸胁及胃脘部胀满，乳房胀满无痛，无乳汁。诊见舌质正常，苔薄，脉弦，精神抑郁，乳房充胀，乳汁不行。诊为肝气郁滞。治宜调气疏肝，佐以通乳，遂予上方。1 剂乳汁明显增多，药进 2 剂后幼儿得到充足而理想的母乳。

【按语】产后缺乳由气血瘀滞，乳络不畅而致。若产后情志所伤，

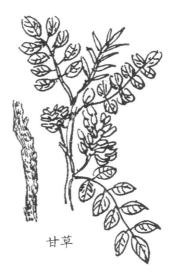

气机瘀滞，血行不畅，血气壅结，则乳窍不通，乳汁运行不畅，导致产后乳汁较少，甚或全无；气血瘀滞，不通则痛，故患者常常胸胁、乳房胀满疼痛。舌淡紫，脉沉涩，示气血瘀滞。治则活血行气，通经下乳。

☯ 下乳散（李永成方）

【组成】通草 4g，漏芦 4g，贝母 6g，白芷 4g。

【用法】上研末。过筛用猪蹄 1 个，酒、水各半，煎汤送下。

【功效】散结化痰，通络下乳。适用于缺乳，证属痰阻乳络者。症见产后乳房丰满，乳汁不通，柔软无胀感，形体肥盛，舌淡红，苔白腻，脉涩。

【方解】下乳散中贝母长于散结化痰，针对痰浊蕴结乳窍而设，故重用为君药。漏芦味苦降泄，善于下乳通经，为臣药。白芷辛散而燥，善除阳明湿邪而祛痰，其芳香之气又可散结通窍，助君臣通络下乳；通草功专通气下乳，其利湿之功又助化痰。此二味为佐药。猪蹄补气益血，是通络下乳之良药，适宜"产后多虚"之体；用酒者，取其温通走散之性，以助通络散结，亦为佐使。全方药少力专，共奏散结化痰，通络下乳之功。

【加减】本方适用于痰阻乳络之缺乳。临床以产后乳汁不通，乳房柔软无胀感，形体肥盛，苔白腻，脉涩为辨证要点。痰湿较重者，可加半夏、天南星、陈皮、茯苓；脾虚者，可加白术、山药、党参；乳汁点滴全无者，可加橘络、丝瓜络、穿山甲、路路通、王不留行。

【按语】产后缺乳由痰浊阻滞，乳络不畅而致。《景岳全书·妇人规》曰："肥胖妇人痰气壅盛，乳汁不来。"产妇素体肥胖，或产后膏粱厚味，蕴结生痰。痰浊结于乳窍，乳络不畅，故见诸症。治则化痰散结，通络下乳。

☯ 通经散瘀散（茹十眉方）

【组成】半夏 11g，黄连 4g，瓜蒌 28g，桃仁 11g，桂枝 11g，白芍

11g，牡丹皮 11g，茯苓 11g。

【用法】水煎服，每日1剂，分3次温服，7剂为1个疗程，需要用药2～4个疗程。

【功效】活血化瘀，清热化痰，通络下乳。适用于产后乳汁不足，量少清稀，或无乳汁。

【方解】通经散瘀汤中黄连清热除湿；半夏化湿化痰；瓜蒌化痰清热；桂枝通经散瘀；桃仁、牡丹皮，活血化瘀；白芍益血通络；茯苓渗利瘀浊。

【加减】若瘀甚者，加王不留行、路路通、穿山甲，以活血通络；若热甚者，加石膏、芦根、知母，以清热益阴；若血热者，加生地黄、女贞子、玄参，以清热凉血等。

【验案】刘某，女，30岁，教师。产后第6天，乳汁稀少（既因剖宫产出血较多，又因平素性格内向），特邀中医前来诊治。诊见：乳汁量少清稀，乳房周边痛如针刺，面色苍白，食欲缺乏，叹息，舌质淡红，苔薄黄，脉沉涩。中医辨为郁瘀血虚证，治当疏肝解郁，活血化瘀，通络下乳。用上方6剂，水煎服，每日1剂，每日3服。二诊：乳汁略有增多，予前方6剂。三诊：乳汁较前又有增多，质地较稠，予前方6剂。四诊：乳汁基本恢复正常，予前方3剂。

☯ 加减当归散（赵清理方）

【组成】穿山甲 14g，生黄芪、当归各 28g，王不留行 11g，漏芦 6g，通草 6g，白术 14g，广陈皮 6g。

【用法】每日1剂，水煎服，日服2次，早、晚各1次。如以猪蹄煮汤煎药，其效更显。

【功效】疏通经脉，大补气血。用于产后无乳或乳少或清稀，气短、面色萎黄，舌淡苔白，脉弦细。

【方解】方中黄芪、当归大补气血，为生乳之源；白术健脾益气，以助运化之机；穿山甲、王不留行、漏芦、通草疏通经脉；广陈皮理气，与黄芪同用，则补中有行，补而不滞，使乳汁之生机充沛。

【加减】如兼气血虚损，乏生化之源者，宜重用黄芪、大枣，其效乃彰。

行气活血饮（刘祖贻方）

【组成】海桐皮，续断、秦当归、刘寄奴、王不留行、净漏芦各11g，豨莶草、威灵仙、杭白芍、东白薇各7g，防风、穿山甲、炒青皮各4.6g，北细辛1.6g。

【用法】每日1剂，水煎服，日服2次，早、晚各1次。服药后3小时左右以温热毛巾热敷两乳，并轻轻按揉，以助乳腺通畅，对此证大有补益。

【功效】养血疏风，活络化瘀。用于感受风寒而致实证，乳汁不行。

【方解】行气活血饮方中刘寄奴、王不留行、青皮、穿山甲、净漏芦等益气活血、通乳下乳；续断、当归、杭白芍、白薇等养血补肾、滋液通乳；复加防风、海桐皮、威灵仙、豨莶草、细辛等疏风胜湿、通络宣痹。此虽非下乳之品，但能针对病因，通络祛邪，使血脉宣畅，乳水自行。

活络下乳汤（刘燕池方）

【组成】党参16g，北芪16g，当归11g，川芎6g，大枣16g，王不留行16g，猪脚尖2只。

【用法】水煎服，每日1剂。1剂煎2次。过滤去药渣，得药液约500ml，分早、晚2次服。连服15天为1个疗程。

【功效】补血益气，活络下乳。用于气血不足而致产后乳少甚至全无，神疲乏力，乳汁清稀，面色㿠白，爪甲少华，舌淡，脉细。

【方解】活络下乳汤方中北芪、党参大补元气；当归补血补气，使气血充足，生乳有源；川芎活血行气；王不留行、猪脚尖活络通乳。

第五章
急性乳腺炎

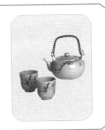

☯ 消痈散结汤（汤益明方）

【组成】蒲公英 18g，金银花、连翘、漏芦、皂角刺、路路通、牡丹皮、赤芍各 16g。

【用法】每日 1 剂，每剂煎 2 次，过滤去药渣，得药液约 400ml，分早、晚 2 次服。3 天为 1 个疗程。

【功效】消痈散结，清热解毒。适用于乳痈初期。

【方解】消痈散结汤方中金银花、连翘、蒲公英解毒清热、散结消痈；漏芦消痈下乳；皂角刺排脓托毒；牡丹皮、赤芍、路路通凉血清热，活血祛瘀。

【验案】苗某，女，30 岁，农民。1990 年 6 月 15 日来医院就诊。患者产后 1 个月因家中琐事，情绪不畅，3 天前自觉右乳疼痛，触之有黄豆大小硬结，遂用抗生素肌内注射，次晨见硬结明显增大、红肿、疼痛难忍伴有高热。改用青霉素 800 万单位静脉滴注 2 天，仍高热不退，硬结变软，有波动感，范围 1.5cm×3cm 位于右乳外侧平乳头处。外科医生会诊认为必须手术切开排脓，否则自行破溃，后果严重。患者因惧怕手术，要求试用中药治疗。遂给消痈散结汤 6 剂，每日 1 剂半，继用青霉素 800 万单位静脉滴注。嘱患者尽量排出乳汁，6 剂服完，体温控制，化脓处未破溃，且明显缩小，继服 6 剂，脓汁吸收而告痊愈。

【按语】急性乳腺炎宜采用中西医结合治疗，中药予以解毒清热、排脓消肿，西药加强抗菌消炎之力。效果满意，不开刀，无痛苦，愈合后可继续正常哺乳，不留瘢痕，不失为较理想的治疗方法。

清热解毒汤（许增喜方）

【组成】生地黄 16g，犀角（水牛角代）7g，玄参 7g，竹叶 4g，麦冬 7g，丹参 6g，黄连 6g，金银花 7g，连翘 6g，桃仁 7g，大黄 11g，桂枝 6g，炙甘草 6g，芒硝 6g。

【用法】将芒硝烊化冲服；每日 1 剂，分早、中、晚 3 次温服，7剂为 1 个疗程，需要用药 13～16 个疗程。

【功效】解毒清热，活血化瘀。适用于急性乳腺炎。

【方解】清热解毒汤方中犀角（水牛角代）凉血清热解毒；黄连清热解毒；生地黄、玄参，凉血清热；金银花、连翘、竹叶，清心除烦，解毒清热；麦冬清热养阴生津；丹参化瘀活血，清热安神；桃仁化瘀活血，通利血脉；大黄荡涤实热，通下瘀热；桂枝散瘀通经，助桃仁破血祛瘀；芒硝软坚散结消瘀；炙甘草益气帅血，以助祛瘀，兼防攻伐药损伤正气。

【加减】若热甚者，加蒲公英、金银花、紫花地丁，以清热解毒；若瘀甚者，加水蛭、路路通、虻虫，以活血化瘀；若疼痛甚者，加五灵脂、红花、蒲黄，以活血止痛；若气滞者，加柴胡、枳实，以行气解郁等。

【验案】宋某，女，32 岁，湖南长沙人。有 4 年乳腺增生病史，经常服用中西药，但病证没有得到控制还是反复发作，近因病证加重前来求中医诊治。刻诊：乳房肿块疼痛如针刺（左侧大约为 1.3cm×2cm，右侧大约为 2.0cm×1.7cm），口渴，情绪异常及月经期加重，舌质暗红夹瘀紫，苔薄黄，脉沉涩。中医辨为气郁瘀热证，治当解郁疏肝，化瘀活血。用上方 6 剂，水煎服，每日 1 剂，每日 3 服。第二诊：疼痛略有减轻，予前方 6 剂。第三诊：疼痛较前又有好转，予前方 6 剂。第四诊：诸证较前均有好转，予前方 6 剂。第五诊：疼痛基本解除，予前方 6 剂。为了巩固治疗效果，予前方变汤剂为散剂，每天分 3 服，每次 6g，治疗 5 个月。随访 1 年，一切正常。

☯ 益气补血汤（张镜人方）

【组成】白术 7g，人参 7g，茯苓 11g，当归 7g，川芎 7g，白芍 11g，熟地黄 7g，炙甘草 6g，栀子 16g，淡豆豉 14g。

【用法】水煎药时放入大枣 6 枚；每日 1 剂，分 3 次温服，7 剂为 1 个疗程，需要用药 2～3 个疗程。

【功效】补血益气，兼清郁热。适用于急性乳腺炎。

【方解】益气补血汤方中人参大补人体一身之气；熟地黄大补人体一身之血；白术、大枣、茯苓，益气健脾，助人参补中益气；当归、白芍，补血养血，助熟地黄大补阴血；川芎活血行气；栀子、淡豆豉，清透郁热；炙甘草补中益气，调和诸药。

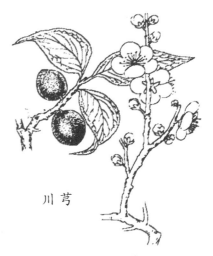

川芎

【加减】若气虚甚者，加山药、当归、黄芪，以健脾益气；若血虚甚者，加阿胶、枸杞子、龙眼肉，以补血养血；若热甚者，加石膏、知母，以清热；若不思饮食者，加山楂、鸡内金、麦芽，以消食和胃；若低热者，加柴胡、知母，以清透郁热等。

【验案】陈某，女，36 岁，已婚，工人。5 年前在哺乳期出现急性乳腺炎，当时肌内注射抗生素，症状得到有效控制，可半月后又复发，自此成为慢性乳腺炎，之间虽服用中西药，但均未取得预期治疗效果，近因病证加重前来诊治。刻诊：乳房红肿灼热，夜间痛甚如针刺，触摸乳房有波动感，口渴喜饮，手足欠温，畏寒怕冷，舌质淡红瘀紫，苔薄黄，脉沉涩。辨为热毒夹寒瘀证，治当清热解毒，活血化瘀，兼以散寒。用上方 5 剂，水煎服，每日 1 剂，每日 3 服。第二诊：乳房红肿灼热明显减轻，予前方 5 剂。第三诊：手足转温、畏寒怕冷消除，予前方 5 剂。第四诊：诸证基本解除，予前方 5 剂。第五诊：诸证悉除，予前方 5 剂。之后，为了巩固治疗效果，予前方治疗 12 剂。随访 2 年，一切正常。

明矾消痈膏（尹通方）

【组成】马铃薯粉 100g，山栀子粉、漏芦粉、明矾各 26g，冰片 1g，白蜡 14g，香油 500g。

【用法】先将山栀子粉、漏芦粉、明矾用水适量浸泡，蒸 30 分钟，然后加入香油、白蜡，待冷却后再入冰片、马铃薯粉即成，贮存备外敷用。

【功效】适用于一切阳证疮疡初期（中期亦可使用）。

【验案】周某，女，31 岁，工人。右乳房红肿痛 5 天，伴全身恶寒发热，口干，纳差，大便干。检查：右乳房外方有 3cm×3cm 大小之肿块，质稍硬，局部皮肤发红，温度增高，触痛（＋＋），舌淡红、苔薄黄，脉弦数。诊断：乳痈（瘀郁期），治法：清热解毒，消肿散结止痛，外用消痈膏敷之，用药 3 天后痊愈。

【按语】中医认为：临床使用消痈膏，要辨别病情，严格地选择适应证，方可获得满意的疗效。若在阳证疮疡之初期外敷消痈膏，借局部经络通路，发挥药物的解毒清热、止痛消肿的作用，能使病情得到有效的控制，毒壅迅速消散，气血凝滞疏通而恢复正常。在成脓期，尤其是跳痛（或持续性搏动痛阶段）敷之，可促使炎性病灶局限而痛止，脓液吸收而愈。如用于半阴半阳证疮疡往往吸收效果较差。该配方精奇，效佳功专而力宏，药源丰富，价钱低廉，制作简便。通过观察其消肿止痛作用较如意金黄膏（散）佳，所以用于治疗一切阳证疮疡初期（中期亦可使用）的患者，疗效十分满意。在临床使用过程中未发现不良反应。

以明矾消痈膏外敷治疗痈肿初期患者（局部红肿热痛或肿硬热痛）100 例，中期（局部肿硬，中心部已成脓）60 例，其中痊愈 153 例，显效 5 例，有效 2 例，总有效率达 100%。

解毒散结散（张志坚方）

【组成】紫丹参14g，蒲公英18g，青皮、川芎各10g，炙麻黄、生甘草各6g。

【用法】将药开水浸泡，煮沸约15分钟，温服。

【功效】解毒散结，宣通利水。适用于乳痈，症见内有结块、乳房红肿、疼痛而胀、舌红苔黄。常见于现代医学的急性乳腺炎。

【方解】解毒散结散方中炙麻黄，性味辛微苦温，散寒通滞；既治恶寒无汗，发热头痛，脉浮而紧，又治寒湿痹阴之阴疽、痰核等。蒲公英，性味苦甘寒，清热解毒，散

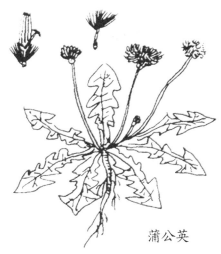

蒲公英

结消痈，利湿通淋；为治疗乳痈之要药，用于急性乳腺炎之乳房红肿热痛。紫丹参，性味苦微寒，凉血消痈，活血调经，养心安神；既能治月经不调之痛经、经闭，又治血淤包块积聚，疮疡痈肿，尚能治热病烦躁，心悸失眠。青皮，性苦辛温，理气疏肝，降气和胃，行气止痛，破气散结，消积化滞；能治气滞血瘀之癥瘕积聚，胸胁胀痛，乳房红肿热痛或结块。川芎，性味辛温，活血行气，止痛祛风，为"血中气药"，能"下调经水，中开郁结"；既治妇女月经不调之经闭、痛经，产后淤滞腹痛，又治血淤气滞之胁肋胀痛。生甘草，性味甘平，补中益气，祛痰清热，止痛缓急，调和药性。以上诸药，寒热并用，解毒托毒，行气活血以达消痈散结，止痛之功。

【按语】笔者提示：炙麻黄，其性发散力强，凡表虚自汗，阴虚盗汗及虚喘者均当慎用。蒲公英，用量过大可致缓泻。紫丹参，反藜芦，活血化淤宜酒炙用。青皮，醋炙疏肝止痛力强。凡阴虚火旺，多汗及月经过多者应慎用川芎。生甘草，反大戟、甘遂、芫花、海藻，水肿者不

第五章　急性乳腺炎

宜使用。

【验案】常某，女，25岁，工人，1989年7月8日来医院就诊。患者产后3天乳汁开始分泌，乳房逐渐胀大，发热恶心，乳汁不能排出。至第6天时，仅有3个乳孔通畅，乳汁量少，乳房胀大而痛。服本方1剂后，有8～9个乳孔通畅，继服1剂后，乳汁通畅，胀痛消失。

金银花通乳汤（徐乃斌方）

【组成】①内服方：

蒲公英28g，金银花28g，当归14g，赤芍药18g，乳香、没药各14g，皂角刺14g，王不留行16g，穿山甲珠14g，贝母14g。

②外用药物：芒硝50g。

【用法】①内服方：水煎两次，每日1剂，混合药液，分2～4次服。7天为1个疗程。

②外用药物：用布包后局部外敷，每次半小时，每月2～3次。药若结块时，更换新药。

【功效】解毒清热，软坚散结。适用于急性乳腺炎。

【方解】金银花通乳汤方中金银花、蒲公英解毒清热；当归、赤芍药、乳香、没药活血止痛；穿山甲珠、皂角刺、王不留行消痈通络；贝母软坚散结。全方共奏消炎清热、通络化瘀之效。乳头属胃，若临床逢情志不遂七情内伤所致，可于原方中加柴胡、牡丹皮、橘叶，则收效更佳。

【验案】何某，女，28岁，教师，于1985年6月20日来医院就诊。3天前因起居不慎，感受风寒之邪，出现恶寒发热，恶心，头痛，右乳房肿痛，在当地静脉滴注抗生素，未见好转，故来诊。查体：体温38.9℃，呼吸20次/分钟，脉搏102次/分钟，血压110/85mmHg，白细胞计数$13.4×10^9$/L（NO.81），乳房外上方有一处约4cm×5cm大小肿块，皮肤微红，触痛，边缘不规则，乳头内收，舌红，苔黄厚，脉滑数。证属热邪内侵，留滞乳络，发为"乳痈"。治以清热解毒，散结软坚。用消炎通乳汤加减：金银花28g，蒲公英28g，当归14g，赤芍药

18g，乳香、没药各 14g，皂角刺 14g，王不留行 16g，穿山甲珠 14g，贝母 14g。每日 1 剂，水煎 2 次，合并药液分 3～4 次服。外用芒硝粉布包外敷，每日 3 次，每次 30 分钟。6 月 24 日二诊：体温 37.6℃，脉搏 82 次/分钟，呼吸 10 次/分钟，无恶寒发热，血象正常，右乳房肿块缩小，皮肤微红，仍有触痛。继服前方 3 剂，外敷同前，3 日后其夫告之热退肿消，乳汁畅流。

☯ 黄芪消毒散加减（朱良春方）

【组成】党参 11g，黄芪 28g，白术 11g，茯苓 16g，当归、川芎、白芷各 7g，穿山甲（先煎）14g，皂角刺 28g，蒲公英 16g，甘草 6g。

【用法】每 1 剂煎 2 次，过滤去药渣，得药液约 400ml，分早、晚 2 次服。3 天为 1 个疗程。

【功效】养血益气，和营托毒。适用于乳痈溃后期。

【方解】黄芪消毒散方中黄芪、白术、党参、茯苓、当归、川芎健脾益气，养血活血，托毒透脓；穿山甲、皂角刺、白芷合用有溃坚破结、消肿透脓之功；蒲公英解毒清热；甘草益气补中，调和诸药。

【加减】不思饮食者，加炒神曲 16g，厚朴 11g，以行气消滞开胃；便溏者，加怀山药 11g，白扁豆 11g，以健脾祛湿；腰膝酸软者，加杜仲 11g，续断 11g，以益肾壮腰。溃后结块疼痛者，加王不留行 11g，忍冬藤 16g，以通络清余热；头晕乏力者，加大枣 16g，大血藤 28g，以健脾益气养血。

【验案】宋某，女，27 岁，教师，已婚。1985 年 1 月 11 日患者因恶寒发热，左乳疼痛难忍，乳汁不通，全身酸痛前来就诊。患者痛苦呻吟，发热，左乳红肿、质硬、张力高，乳汁不下，用吸乳器仅吸出少量乳汁。中医诊断为：急性乳腺炎化脓前期。治以解毒清热，通乳活络。予以消毒散 3 剂，复诊时已不感恶寒发热，左乳红肿灼热均明显减轻，精神好转。三诊时，乳汁已通，左乳房恢复正常，全身症状消失，诸症痊愈。

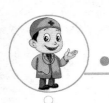

补脾益气汤（路志正方）

【组成】白术、生地黄、当归、墨旱莲各 11g，黄芪、党参、白芍各 16g，茯苓、淫羊霍各 14g，甘草 4g，大枣 3 枚。

【用法】每日 1 剂，水煎 400ml，每次 200ml，早、晚分服。4 天为 1 个疗程。

【功效】养血益气，扶正固本。适用于乳痈溃后期。

【方解】补脾益气汤方用黄芪、党参、白术、茯苓、甘草益气补脾；当归、白芍、生地黄滋心养肝，加墨旱莲、淫羊霍补肾填精；加大枣助党参、白术入气分，以调和脾胃。

【按语】若乳腺炎发展到后期，脓液排出会逐渐减少，新鲜肉芽逐渐生长，故内服药物以扶正固本为主，增强机体的正气，助养新生肉芽生长，使疮面早日痊愈。临床应用时，应加强伤口创面换药处理，以使新鲜肉芽逐渐对合生长。

调气活血汤（张泽生方）

【组成】皂角刺 14g，蒲公英、紫花地丁、忍冬藤各 28g，生大黄、川桂枝各 6g，赤芍、黄芩各 7g，鹿角片（先煎）11g。

【用法】1 剂煎 2 次，过滤去药渣，得药液约 400ml，分早、晚 2 次服。3 天为 1 个疗程。

【功效】解毒清热，温阳通络。适用于乳痈各期，临症时加减用药。

【方解】调气活血汤方中蒲公英、忍冬藤、黄芩、紫花地丁、生大黄清热解毒；皂角刺、赤芍活血调气，通畅乳络；桂枝、鹿角片通阳补气，温通乳络。

【加减】初期畏寒发热，加荆芥、防风各 7g；乳汁不畅、乳房胀甚者，加通草 6g，路路通 14g；热甚者，加生石膏（先煎）28g；硬块久不消者，加桃仁 7g，川芎 10g；如成脓而未熟者，加生黄芪 16g，当归 14g；产妇不哺乳或断奶后乳汁壅胀者，加焦山楂 16g，生麦芽 60g。

【验案】杨某，女，34岁，技术员。1982年4月6日就诊，患者产后15天，突感畏寒，全身不适，发热头痛，食欲不振，时有大便干结，右侧乳房红肿疼痛较剧，诊断为急性乳腺炎，曾用抗生素治疗无效。刻诊：右侧乳房红肿明显，浮汁不通，可触及一鸭蛋大浸润硬肿块，表面灼热，压痛明显，伴见发热38.5℃。给予上法治疗，用药7天，体温即正常，肿痛减轻，肿块变软，压痛已不明显，继4天后即愈，随访3个月未复发。

【按语】上方清、通、温三法合用，相得益彰，治疗乳痈，疗效显著。

☯ 疏肝理气汤（李玉奇方）

【组成】蒲公英28g，柴胡、青皮、橘叶各4.6g，全当归7g，赤芍7g，金银花7g，连翘7g，生麦芽28g，路路通6g。

【用法】每剂煎2次，每日1剂，过滤去药渣，得药液约400ml，分早、晚2次服。3天为1个疗程。

【功效】理气疏肝，和营通乳。适用于

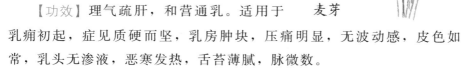

麦芽

乳痈初起，症见质硬而坚，乳房肿块，压痛明显，无波动感，皮色如常，乳头无渗液，恶寒发热，舌苔薄腻，脉微数。

【方解】疏肝理气汤方中柴胡、青皮、橘叶疏肝泄气；金银花、连翘清阳明胃火；麦芽健胃醒脾；蒲公英、路路通疏通乳络；当归、赤芍补气凉血。

【加减】热已退但肿块未消者，可加香附、路路通、瓜蒌、鹿角霜，以加强理气通乳。

【验案】孙某，女，26岁，教师，已婚。1982年10月5日因恶寒发热，恶心头痛，右乳疼痛红肿来诊。患者是初产妇，2天前始感头痛，恶风寒，盖被两床仍觉寒冷，口渴、大便干燥。望诊：痛苦面容，面容憔悴，左乳红肿灼热，乳头有一花生粒大小之脓点，暂无溢脓，按之巨痛，左腋下淋巴结肿大，压痛。舌质红，苔偏厚腻，脉细数。体温40℃，白细胞计数 $14 \times 10^9 / L$。证属邪热毒盛，乳络壅塞。诊断为急性乳腺炎化脓前期。治以解毒清热、通乳活络之消痈汤 3 剂，上诉症状明显好转。即方对症，原方稍减药量续服 2 剂，两天后右乳肿消变软，已无疼痛，全身症状消失，乳汁通畅，治愈而能哺乳。

　　【按语】若产妇气血运行有序，脾胃正常运化，则乳汁通畅；反之则乳汁积滞，胃热壅滞，以致局部气血凝结发为乳痈。故治疗上着重疏泄肝气，除胃热，通乳络。

第六章
产后恶露不绝

       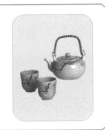

☯ 益气止血汤（刘星元方）

【组成】山药 16g，黄芪 28g，麦冬 16g，山茱萸 11g，炮姜 6g，白术 16g，益母草 18g，阿胶珠 16g，枸杞子 16g，党参 16g，杜仲 16g，仙鹤草 16g，乌贼骨 16g，山楂炭 16g，玉竹 11g。

【用法】6 剂，水煎服，每日 1 剂。

【功效】补肾益气，固冲止血。适用于产后恶露不绝。

【验案】于某，女，28 岁，营业员。2000 年 6 月 13 日来医院就诊。产后 50 天阴道流血不净，有异味。

患者自述 50 天前因宫缩乏力难产，行剖宫产术，手术顺利，伤口愈合良好。术后阴道流血一直未净，多时如平

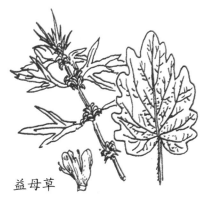

益母草

常月经量，医院给"缩宫素"、"抗炎"治疗后流血不净，最多干净 2～3 天又流血。B 超检查无特殊发现，就诊时阴道流血不多，每日用纸 1 张，血色稍淡，神疲乏力，乳汁分泌少，小腹隐痛，腰膝酸软。舌淡胖，苔薄白，脉细无力。妇科检查：外阴阴道血染，宫颈光滑，子宫前位，偏大质软，无压痛，附件（—）。诊其为产后恶露不绝（产后宫缩乏力），辨证属脾肾气虚，冲任不固。此为产时滞产，产程长，耗力伤气，异致产后气虚不摄，故见恶露不绝，神疲乏力，乳汁甚少，小腹隐

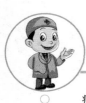

痛，腰膝酸软等脾肾气虚，冲任不固之证候。

第二诊（2000 年 6 月 19 日），上方服 3 剂后恶露已止，精神稍好，上方去仙鹤草、炮姜、乌贼骨，加熟地黄 16g，川续断 16g，白术 16g。5 剂，服法同前，1 周复诊。

第三诊（2000 年 6 月 30 日）：流血干净已 11 天，上述症状好转明显，要求服药调理。"补中益气丸"服 10 天善后。

【按语】《胎产心法》指出："产后恶露不止……由于产时损其气血，虚损不足，不能收摄，或恶血不尽，则好血难安，相并而下，日久不止"。患者发病因其滞产，产程长，耗气伤气，加之剖宫产，耗气伤阴，致产后气虚不摄，冲任不固，恶露不绝。神疲乏力，乳汁甚少，小腹隐痛，腰膝酸软，均为脾肾气虚，冲任不固之证候。故用自拟益气固冲止血汤治疗。方中黄芪、山药、白术、党参益气健脾，固摄止血；麦冬、山茱萸、玉竹、枸杞子、杜仲养阴补肾；阿胶珠止血养血；炮姜温中；益母草促进宫缩以止血；山楂炭祛瘀止血；仙鹤草、乌贼骨收敛止血。

☯ 固冲止血汤（张子斌方）

【组成】山药 16g，太子参 16g，桃仁 11g，炮姜 6g，川芎 14g，益母草 16g，地榆 11g，仙鹤草 16g，阿胶珠 11g，贯众炭 11g，荆芥炭 11g，炙甘草 6g。

【用法】水煎服，每日 1 剂。分 3 次温服。

【功效】活血止血，益气固冲。适用于产后恶露不绝。

【方解】固冲止血汤方中太子参、山药益气固冲止血；炮姜、桃仁、川芎化瘀散寒；益母草活血止血，增强宫缩；地榆、仙鹤草、阿胶珠、贯众炭、荆芥炭止血收敛，阿胶止血养血。全方共奏益气固冲，止血活血之效。中医临床治疗人工流产术后出血很少单用"生化汤"，常选"加参生化汤"，重视补气固摄。流血时间长者选用地榆，除止血凉血外，还有解毒，抗感染之效。

【验案】胡某，女，39 岁，技术人员。1993 年 10 月 16 日来医院就诊。患者人工流产术后阴道流血 30 天不净。

自述 30 天前因早孕（妊娠 50 天）在社区医院行人工流产术，术后阴道流血中等量，3 天后量减少，伴小腹坠胀痛，体乏无力，半月后流血仍不净（服过"消炎片"），曾行两次清宫术，流血仍不能停止。就诊时流血虽然不多，但血色鲜红或淡红时有小血块，神疲乏力，小腹坠胀隐痛，舌淡，苔薄微黄腻。诊其为产后恶露不绝（人工流产术后出血），中医证属气虚夹瘀。此为人工流产术损伤气血，因流血不净又两次清宫，气血更伤，气虚不摄血，故见术后流血淋漓不尽，神疲乏力，小腹坠胀隐痛等气虚夹瘀之证候。

第二诊（1993 年 10 月 21 日）：上方服至 3 剂阴道流血减少，色淡，可不用纸垫，上方去桃仁，加熟地黄 11g，3 剂。

第三诊（1993 年 10 月 24 日）：流血已止 2 日。用"补中益气丸" 2 瓶善后。

【按语】人工流产术后常规 10 天之内流血应止，超过时间是存在并发症，主要有子宫收缩不良、人工流产不全或感染。根据患者情况应属子宫收缩不良，因服用过"抗生素"，"两次清宫"仍流血不止。临床症状表现主要为气虚不制血为主，加之人工流产手术瘀滞胞宫血不循经也可致术后流血不止，正如《胎产心法》曰："产后恶露不止……由于产时损其气血，虚损不足不能收摄，或恶血不尽，则好血难安，相并而下，日久不止。"故用固冲止血汤加味治疗。

☯ 扶正止露汤（张振中方）

【组成】生黄芪 11g，炒潞党参 11g，炒当归身 14g，熟地黄 14g，赤、白芍各 14g，丹皮炭 14g，益母草 14g，炒杜仲 14g，川续断 14g，败酱草 18g，蒲黄炭 11g。

【用法】水煎服，每日 1 剂。分 3 次温服。

【功效】调摄扶正。适用于产后恶露不绝。

【方解】扶正止露汤方中以生化汤为基础，加入补气、清热之品，党参、黄芪扶正为主，行血益气，增加子宫收缩力；白芍、当归、熟地黄、仙鹤草止血养血，增强补摄之力；赤芍、蒲黄、益母草、牛膝行血活血，祛瘀生新；用仙鹤草、益母草配伍，止血不留瘀，两药比例，常据出血量多少而定。

【验案】王某，女，31岁，教师。2006年12月10日来医院就诊。产后阴道出血不净2个月余。

就诊情况：11岁初潮，月经周期26～28天，经期6～7天，经期尚准。今年8月23日因胎儿过大行剖宫产，产后将近半年，恶露淋漓不止，曾服桂枝茯苓胶囊，量减未止，色淡红，腰微酸，产乳不多。妇检：无异常。舌质偏红，脉细。诊其为产后恶露不绝（子宫复旧不良），证属体虚未复，冲任失固。复诊：8剂药后，下红已止，略有黄带，乳汁稍增，舌边尖红，脉略数。再拟前法进退。处方：炒潞党参11g，生黄芪11g，炒当归身14g，云茯苓11g，熟地黄14g，川续断14g，狗脊14g，王不留行14g，漏芦14g，山海螺14g，通草4g。

【按语】中医认为产后恶露不绝多因虚损、瘀阻等因素损伤冲任而致。《胎产心法》指出："产时伤其经血，虚损不足，不能收摄或恶血不去，则好血难安，相并而下，日久不止。"恶露不绝的病机以气虚夹瘀为主，治拟补虚祛瘀止血为要。中医认为气行则血行，调理冲任、祛瘀生新为大法。"瘀血不去，则血不循经"。

☯ 温补气血汤（张德超方）

【组成】肉桂4g，人参6g，川芎6g，熟地黄11g，茯苓7g，白术7g，甘草4g，黄芪11g，当归7g，白芍药7g，生姜3片，大枣2枚。

【用法】水煎服。每日1剂，分3次温服。

【功效】温补气血。适用于产后恶露不绝，证属气血两虚者，症见面色萎黄，头晕目眩，产后恶露量少，淋漓不尽，质稀色淡无臭，倦怠食少，心悸怔忡，四肢不温，神疲气短，舌淡，脉细弱。

【方解】恶露不绝由气血不足，冲任不固所致。若患者素体气血不足，又因分娩失血耗气，气血俱虚，冲任血少不固，而形成产后恶露量少，淋漓不尽，色淡质稀；气虚及阳，四肢失其温养，而形成四肢不温，患者若面色萎黄，头晕目眩，倦怠食少，心悸怔忡，神疲气短，舌

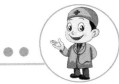

淡，脉细弱等均为气血亏虚之象。治则温补气血，以复统摄之权。

温补气血汤方中人参与熟地黄配伍，养血益气，共为君药。黄芪、白术健脾助运，助人参补脾益气；当归、白芍养血和营，助熟地黄滋养营血，均为臣药。肉桂补火助阳，配人参、黄芪、白术，以振奋阳气，恢复其统摄、温养之功；茯苓健脾利湿，合脾喜燥恶湿之特性；川芎行气活血，使熟地黄、白芍补而不滞，以上共为佐药。甘草为佐使，和中益气，调和诸药。煎加姜、枣为引，调和脾胃，以滋生化气血，亦为佐使之用。本方即由八珍汤加黄芪、肉桂组成，使一首平补气血之方成为一首温补气血之剂。

【加减】本方为温补气血之代表方。用于产后恶露不绝以恶露量少，淋漓不尽，质稀色淡，四肢不温，面色萎黄，舌淡，脉细弱为辨证要点。

以血虚为主，眩晕心悸明显者，可加重白芍、熟地黄用量；以气虚为主，气短乏力明显者，可加重人参、黄芪、大枣、白术用量；阳气虚盛，面白肢冷甚者，可加菟丝子、蛇床子、巴戟天；恶露量多或淋漓不尽病程长者，可加阿胶、续断、艾叶。

【验案】常某，女，31岁，售票员，1994年4月28日来医院就诊。患者妊娠37天，用药物流产，来我院门诊采用米非司酮片与米索片联合服用，于服米索片2小时后排出完整绒毛和胚囊。1个月后复诊：恶露淋漓不净，色淡红，夹小血块，伴头晕乏力，腰微酸，舌紫黯，脉细弦。证属气血两亏夹血瘀。拟养血补气、祛瘀生新止血，投十全大补汤加党参、黄芪各16g，仙鹤草14g，莲房炭14g，血余炭14g，3剂恶露净，诸症皆消，恢复正常月经。

🌀 活血调经汤 （刘惠民方）

【组成】北芪18g，益母草18g，党参18g，川芎6g，何首乌16g，枳壳16g，当归16g。

【用法】水煎服，每日1剂。每剂煎2次。过滤去药渣，得药液约400ml，分早、晚2次服。连服10天为1个疗程。

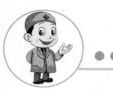

【功效】补血益气，化瘀止血。用于面色少华，恶风怕冷，舌淡，苔白，脉细，产后恶露不止，色淡，量不多。

【方解】活血调经汤方中益母草调经活血，为妇科调经之要药；北芪、党参补中益气，当归活血养血，何首乌养阴补血，配合枳壳行气，川芎活血行气，补中有行，补而不滞，攻而不耗伤正气。

【验案】吴某，女，41岁，营业员，2000年4月15日来医院就诊。孕5产2，1个月前再次足月顺产一男婴，因婴儿过大分娩时出血较多，社区医院用输液、肌内注射缩宫素治疗，出血减少；产后6天又因不慎感寒，而致发热恶寒、身痛、腹痛拒按，阴道出血，色黯黑、量少、偶有血块，经静脉滴注抗生素、补液治疗好转，但一直腹部疼痛，时轻时重，阴道出血淋漓不尽，血色紫黯，饮食欠佳。诊见面色萎黄，舌质淡红、边尖有瘀点，脉沉涩。B超提示：子宫大小为10cm×8cm×6cm，宫内见强弱不均质回声光团，并有散在不规则液性暗区。妇科检查：子宫约3个月孕大，质软，轻微压痛。中医辨证为：产后恶露不绝，寒凝血瘀。用上方配合乳房按摩。4天后复诊，患者自述：服药2剂，排出几块血块后，腹痛已止，阴道仍有少许出血。再服7剂，继续配合乳房按摩。第三诊，患者诉阴道出血停止，食欲转佳。见面色润泽，舌脉正常。B超提示子宫、附件正常。随访半年，乳汁少，月经来潮，期量正常。

☯ 当归生化汤（徐志飞方）

【组成】川芎、桃仁、五灵脂、蒲黄各14g，当归26g，干姜6g，甘草6g，败酱草28g，益母草28g。

【用法】水煎服，每日1剂。每剂煎2次，滤去药渣，得药液约400ml，分早、晚2次服。12日为1个疗程。

【功效】化瘀活血，祛瘀生新以止血。适用于产后恶露过期不止，小腹疼痛拒按，淋漓量少，色暗有块，块下痛减，舌紫暗、有瘀点，脉弦涩。

【方解】当归生化汤方中当归、川芎活血养血；干姜、蒲黄、五灵

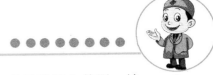

脂止血逐瘀；桃仁、败酱草解毒清热，化瘀活血；益母草活血养阴、祛瘀缩宫；甘草补气、调和诸药。

【加减】气滞血瘀型：基本方去败酱草、益母草，加香附 11g，红花 10g，赤芍 18g，延胡索 11g，三七 14g；气血虚弱型：基本方去蒲黄、五灵脂、败酱草，加党参 28g，黄芪 18g，香附 11g，乌贼骨 18g；外感热邪、冲任失固型：基本方去失笑散、川芎、干姜，加金银花、赤芍、连翘、红花、白花蛇舌草各 18g，蒲公英 16g，牡丹皮 14g。

【验案】魏某，女，25 岁，工人，于 1998 年 11 月 16 日来医院就诊。孕 3 产 1，足月产，剖宫产后 60 天，阴道一直流血不止，血色淡红、质稀，小腹隐痛，精神不振，面色萎黄，纳差，小便正常，大便稀溏，舌质淡红，脉细弱。B 超检查提示：子宫大小为 10cm×9cm×8cm，宫壁回声均匀，宫内膜欠均质，见少许条状液性暗区。妇科检查：子宫约孕 2 个月大，质软，舌质痛，外阴已婚未产式。阴道通畅，宫颈软，有淡红色血迹。中医辨为产后恶露不绝，气血亏虚，冲任不固，脾虚失统，血不归经。用上方配合乳房按摩治疗，每日 4～5 次。3 天后复诊，出血停止，饮食增加，大便成形。嘱续服上方 7 剂，配合乳房按摩，身体恢复正常，B 超提示：子宫恢复正常大小。嘱其注意起居及饮食调养，随访半年仍在哺乳，月经未潮。

【按语】当归生化汤以生化汤合失笑散加减，全方可改善微循环、提高子宫收缩力，并有较好的抗炎作用，使瘀血得去、新血得生、气血调和，再根据各分型不同特点，临床加减灵活使用，达到立竿见影之效。

调经暖宫丸（赵希明方）

【组成】当归 28g，藁本 28g，白芍 28g，人参 28g，白薇 28g，川芎 28g，牡丹皮 28g，桂心 28g，白芷 28g，白术 28g，茯苓 28g，延胡索 28g，甘草 28g，赤石脂 28g，没药 28g，香附 450g。

【用法】前 13 味酒浸泡 5 日，烘干，与余药研末，炼蜜为丸，每服 5g，日服 2 次。亦可用饮片作汤剂，水煎服，用量按原方比例酌减。

【功效】理气止痛，养血祛瘀，调经暖宫。适用于子宫虚寒不孕，带浊白崩；月水不通；产后恶露不绝，气满烦闷，脐腹作痛；痢疾消渴；卒中口噤；产后伤寒虚烦；半身不遂，下虚无力等。

【方解】调经暖宫丸方中白芍、川芎、当归、丹皮、没药养血活血，化瘀；藁本、桂心、白芷散寒暖宫；香附、延胡索止痛行气；茯苓、甘草、人参、白术益气养血；赤石脂收敛止血固涩；白薇清虚热。全方合用，共奏养血祛瘀，调经止痛之效果。

【验案】宋某，女，38岁，工人，于1986年5月9日来医院就诊。患者人工流产后39天，阴道流血淋漓不净，伴头晕。患者于1985年3月2日也曾行人流术，术后阴道流血，淋漓不停，时多时少，色暗红，有少许血块，小腹隐隐作痛，头晕，腰酸，神疲。妇科检查无特殊异状。外查：量少，色暗红，有小血块，舌淡、尖有小瘀点，苔白，脉弦细。中医诊为恶露不绝。此乃气虚瘀血内阻，治则益气活血化瘀调冲。予上方5剂治疗。复诊，服药3剂后，阴道恶露仍未干净，断断续续，时有时无，加川续断12g以壮腰补肾，再进3剂，阴道流血已止。

【按语】此病例以胞宫虚寒所致的产后恶露不绝，月经不调为辨证要点。现代常用于治疗痛经、月经不调、慢性盆腔炎、不孕症等。

需要注意的是：由血热或湿热内蕴所致的各种月经病，非本方所宜。

☯ 调经止痛膏（何晓晖方）

【组成】益母草若干。

【用法】取上药熬制成膏，每服10～20g，每日服2次，温开水调服。每日1剂，分3次温服。

【功效】调经活血祛瘀。适用于恶露不绝，胎产诸疾。

【方解】益母草味辛、苦，性凉，具有调经止痛，祛瘀活血生新之效，又有清热解毒、利尿消肿之用，熬制成膏，达瘀散痛止之功效。

【验案】温某，女，30岁，工人。于1979年5月13日来医院就诊。患者产后38天，阴道流血不止，血色紫暗，有小血块，曾内服仙鹤草

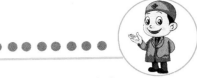

素片，注射止血药，均无效。面色萎黄，头晕眼花，心悸短气，子宫仍不断流血，淋漓不绝，时多时少，血色紫暗有淤血块，下腹部隐痛，腰部酸痛，手足心发热，易出虚汗，精神萎靡，食欲减少，大小便正常。检查：脉象虚数无力，舌质淡而少苔，面目足跗微肿，眼结膜及手指甲发白，血压 90/60mmHg。证属产后气血两虚，脾虚失统，阴虚内热，血不归经，淤血不尽，新血不生。用上方治疗。5 月 20 日二诊：服药 5 剂，出血渐少，精神好转，饮食增加，浮肿渐消，血压 105/75mmHg，脉象虚弱，舌质淡红，苔淡白。继服上方。6 月 10 日三诊：子宫出血全止，浮肿大消，饮食正常，乳汁充足，婴儿足吮。

【按语】现代药理研究证实，益母草水溶液能抑制细菌生长、兴奋动物子宫；能扩张外周血管，增加外周、冠状动脉和心肌血流量，改善微循环，降低血管阻力，减慢心率，防止心肌梗死的发生；有延长凝血酶原时间，减少血浆纤维蛋白原，抗衡血小板活性增生，抗体外血栓形成等作用。

现代常用于治疗痛经、闭经、难产、产后腹痛、产后恶露不净、泌尿系系统结石、急慢性肾炎、慢性前列腺炎、中心性视网膜炎、缺血性卒中、原发性高血压、冠心病、肝硬化腹水、急性血栓性静脉炎等。

☯ 化瘀止痛汤（于己百方）

【组成】川芎 10g，熟地黄 16g，白芍 14g，当归 11g，桃仁 6g，红花 4g。

【用法】水煎服。每日 1 剂，分 3 次温服。

【功效】养血活血，化瘀止痛。适用于月经不调，闭经，痛经，经前腹痛，经行不畅而有血块，色紫暗。治疗妇女血瘀引起的月经过多、淋漓不净，产后恶露不净。

【方解】化瘀止痛汤方由四物汤加红花、桃仁组成。方中熟地黄、当归活血养血，为君药；川芎行滞活血，白芍养血敛阴，红花、桃仁行瘀破血，祛瘀生新，共为臣药。瘀血行则经水得以流通，而腹胀腹痛自灭，本方具有养血、活血、调经止痛之功效。

【验案】贾某，女，35岁，工人，1992年9月13日来医院就诊。在社区医院人工流产术后已近半载，经血淋漓不断，色殷红，偶见小紫瘀块，腥气甚浓，下腹部隐痛，腰部酸软，大便干，口干苦，不欲饮。舌边尖红、苔薄、根部黄腻，脉细数。证属湿热下注，血海不宁，法当清下化淤，脾肾双调。处方：熟地黄16g，当归14g，白芍14g，川芎14g，大黄6g，桃仁14g，红花6g，5剂。服药第3天曾经净1天，翌日又见红，但量已减少，前方加牡丹皮14g，黄芪14g，5剂。复诊当晚，经量又一度增多，连续3天，自觉无不适。调整处方：三黄调冲汤加牡丹皮6g，香附子14g，红花14g，续服5剂而愈。

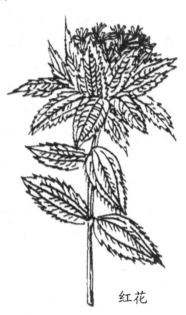

红花

【按语】现代常用本方治疗不孕症、闭经、痛经、月经不调、子宫内膜异位症、盆腔炎性肿块、先兆流产、中期妊娠引产、产后恶露不净、头痛、心肌炎、三叉神经痛、颅内血肿、肝硬化腹水、视网膜炎、萎缩性胃炎、前列腺增生、泌尿系结石、银屑病等。

无瘀血证者禁用；体质虚弱者慎用。

现代药理研究证实，本方具有降低血管阻力，舒张血管，加快微循环流速，调节血液黏度，抗炎、降脂、抗肉芽肿生成，增加小鼠耐疲劳、耐缺氧等多种功效。

妇科病
传承老药方

益母草煎加减（刘士俊方）

【组成】黄柏、黄芩各14g、生地黄、熟地黄、赤芍、山药、续断、蒲黄、五灵脂各11g，益母草16g，甘草4g。

【用法】水煎服，每日1剂，每剂煎2次，过滤去药渣，得药液约400ml，分早、晚2次服。

【功效】活血止血，滋阴清热，临床适用于产后或流产后阴道出血量多，或淋漓不净，时间超过3周以上，血色鲜红或暗红，质黏稠，口干喜饮，大便干结，小便短黄，舌质红、苔薄黄，心胸烦躁，脉细或细数。

【方解】益母草煎加减方中生地黄、熟地黄共用大补阴血；黄芩、黄柏清热止血；赤芍、山药柔肝健脾；续断补肾固冲。方中加入五灵脂、蒲黄、益母草，意在祛瘀生新、活血止血。

【验案】严某，女，33岁，教师，1964年4月10日来医院就诊。患者连续滑胎4次，前次妊娠2个半月，又于第二年1月30日自然流产，并于翌日在医院行刮宫术，术后阴道出血不止，使用麦角制剂有效于一时，停药后则血又至，已迁延月余。全身乏力，腰腹酸痛，面色赤黄，精神疲乏，头昏目花，动则心悸气短，脉来细濡而微弦，苔色淡黄。证属冲任亏损，气血两虚，治当兼顾，予上方治疗。4月15日复诊，服上方5剂，阴道出血已停止，腰腹亦舒适，头昏、目花、心悸、气短皆有明显好转，脉细，苔薄。治守原制，加炒白术7g。

【按语】中医药理研究证实，蒲黄、五灵脂、益母草三味药使子宫紧张度与收缩力提高，收缩频率加快，促使宫腔残留物排出。蒲黄还可缩短凝血时间。全方配合，养血滋阴而不恋邪，解毒清热而不伤阴，活血止血，祛瘀生新。

补血解毒汤（潘万喜方）

【组成】熟地黄 16g，当归 16g，白芍 16g，川芎 16g，金银花 28g，野菊花 7g，蒲公英 7g，紫花地丁 7g，天葵子 7g。

【用法】水煎服，每日 1 剂，分 3 次温服，7 剂为 1 个疗程，需要用药 4 个疗程。

【功效】养血补血，清热解毒。适用于产后恶露不绝。

【方解】补血解毒汤方中熟地黄滋阴补血；白芍补血敛阴；当归活血补血；川芎行气理血；金银花、野菊花、蒲公英、紫花地丁、天葵子，清热解毒，止痛消肿。

【加减】若血虚甚者，加阿胶、当归、龙眼肉，以滋补阴血；若热甚者，加黄连、连翘、栀子，以清热解毒；若烦躁者，加黄连、石膏、知母，以清热除烦。

【验案】苗某，女，工人，29 岁，1994 年 11 月 3 日来医院就诊。产后 42 天恶露不绝，腹痛，身体乏力，精神不振。足月头胎，因漏斗骨盆行剖宫产，手术出血 300ml，产一女婴 4kg。产后恶露色黯有块，出血不止，曾服产后八珍膏、产后益母草丸等无效。乳汁稀少，腰膝酸软，腹痛隐隐，食欲缺乏，便调。脉细软，舌淡红，苔薄腻。妇科检查：阴道有黯色血，量少，宫口闭；宫体偏大，且软，压痛（一）。B 超示：子宫体积 230.4cm³（6.4cm×7.5 cm×4.8 cm），子宫切口体积 9.58 cm³，宫腔内散布多个强光团。中医诊断：恶露不绝（气虚血瘀型）；西医诊断：产后子宫复旧不全。治疗：拟养血益气，止血活血之法，方以养血解毒汤加减。用药 3 剂，药后出血减少，腹痛已消，仍感腰酸，再续上方 3 剂，恶露即净。

妇科病 传承老药方

第七章
产后身痛

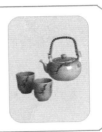

☯ 温经通络止痛汤（路金帅方）

【组成】桂枝 14g，黄芪 28g，当归 16g，川芎 14g，熟地黄 18g，白芍 11g，大血藤 28g，大枣 16g，生姜 3 片，乌药 11g。

【用法】水煎服每剂煎 1 次，每天 2 剂，早、晚各 1 剂。8 天为 1 个疗程。

【功效】益气养血，温经通络。用于血虚型产后身痛，症见产褥期间遍身疼痛，面色萎黄，头晕心悸，关节酸楚，肢体麻木，气短乏力，舌淡，苔少，脉细弱。

【方解】方中当归、川芎、熟地黄、白芍、大血藤活血养血、黄芪补气以生血；桂枝通络温经；乌药行气止痛散寒；大枣、生姜调和营卫。

【加减】肢体关节痛甚，加海风藤、石楠藤各 28g，以祛风通络止痛；头晕眼花、心悸怔忡者，加枸杞子 16g，龙眼肉、何首乌各 18g，以补血养心；上肢疼痛者加桑枝 28g；下肢疼痛加牛膝 11g；关节疼痛加松节 11g，以通络止痛；肌体麻木重着者，加苍术 11g，茯苓 18g，薏苡仁 28g，以除湿。

【验案】田某，女，30 岁，已婚，营业员。1994 年 2 月 27 日头胎足月顺产，一切正常。产时出血不多，产后恶露 30 天干净，满月即由丹东坐火车（2 天 2 夜）回到上海，遂感周身疼痛，腰背冷痛尤甚，肩、腿时有抽筋，卧床 1 个月未见好转。1994 年 3 月 26 日来医院就诊。产后 2 个月，周身酸痛，体乏无力，转侧不利，怕冷怕寒，自感冷风飕飕，甚则肩腿抽筋，精神疲惫，肢软无力，食纳尚可，二便通畅。满月断乳，经讯未转。患者脉沉细，舌淡红，苔薄。中医辨证属产虚未复，长途劳累，督脉受损，脉络失养，治则益气养血，强脊补肾。予上方 7 剂，4 月 10 日二诊。上方自续 7 剂，药后周身酸痛明显好转，肩腿抽筋未作，精力渐充，仍感腰背冷痛，经讯未转，脉舌如前。4 月 25 日三诊：前日经水已转，量中经畅，腰背冷痛亦瘥，唯感肢软，夜寐久安，脉细，舌质偏红，苔薄腻，气血渐复，仍以扶正、补肾强脊、养血安神。前方加怀小麦 28g，炙甘草 6g，症除。

补肾填精汤（李振华方）

【组成】杜仲 28g，续断、桑寄生、狗脊、独活、川木瓜各 16g，熟地黄 18g，当归 11g，海风藤 28g。

【用法】水煎服，每剂煎 1 次，每天 2 剂，早、晚各 1 剂。8 天为 1 个疗程。

【功效】强腰补肾壮筋骨。用于肾虚型产后身痛，症见产褥期间腰脊酸痛，腿脚乏力，或足跟痛，头晕耳鸣，夜尿频，舌淡黯、苔薄白，脉沉细。

【方解】填精汤方中续断、桑寄生、杜仲、狗脊强腰壮筋骨；加熟地黄滋肾补血填精；当归活血养血；海风藤行经络、和血脉、止痹痛；独活、川木瓜祛风胜湿。

【按语】中医认为，先天肾元不足，产后肾气更伤，以致筋脉失养而身痛，治疗以强腰壮筋骨，症状改善后进一步补肾以巩固疗效。

妇科病 传承老药方

☯ 补肾养血汤加减（吕熙方）

【组成】川芎、独活、熟附子（先煎）各 14g，杜仲、续断、桑寄生、巴戟天、当归各 16g，肉桂（焗服）1.6g，熟地黄 18g。

【用法】水煎服，每剂煎 1 次，每天 2 剂，早、晚各 1 剂。6 天为 1 个疗程。

【功效】养血补肾，强腰壮筋骨。用于肾虚型产后身痛，症见产后腰脊酸痛，腿脚乏力，膝关节疼痛，或足跟痛，夜尿频多，头晕耳鸣，舌淡黯，苔薄白，脉沉细。

【方解】方中续断、桑寄生、杜仲、巴戟天补肾强腰；熟地黄养血滋肾；当归、川芎养血活血；熟附子、肉桂温经散寒；独活胜湿祛风止痛。

【加减】痛甚加乌药 11g，延胡索 11g，以行气止痛；兼脾虚见纳呆便溏，加黄芪 18g，党参 16g，白术 16g，以健脾益气。

☯ 活血祛瘀汤（张学文方）

【组成】川芎、红花、甘草各 6g，当归 14g，桃仁、香附、羌活各 7g，地龙干 11g，牛膝、秦艽各 16g，益母草 28g，络石藤 18g。

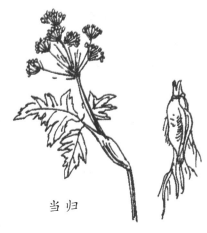

当归

【用法】水煎服，每剂煎 1 次，每天 2 剂，早、晚各 1 个疗程。

【功效】活血养血，通络化瘀。用于血瘀型产后身痛，症见产褥期间身痛，痛如锥刺，痛处固定，按之痛甚，痛处筋脉青紫，恶露量少色黯或兼小腹疼痛拒按，舌暗或有瘀点，脉弦细或涩。

【方解】方中当归、川芎活血养血；桃仁、红花祛瘀活血止痛；香附理气；地龙干祛风通络；牛膝破血行瘀，强筋壮骨；秦艽祛风胜湿利关节；甘草缓急止痛；络石藤活络祛风；益母草活血祛瘀。

化瘀通络汤（何任方）

【组成】川芎、五灵脂、地龙、羌活各 14g，当归 16g，桃仁 11g，红花 6g，牛膝 16g，没药 6g，大血藤 28g，秦艽 11g。

【用法】水煎服，每剂煎 1 次，每天 2 剂，早、晚各 1 剂。8 天为 1 个疗程。

【功效】养血活血，通络止痛。用于血瘀型产后身痛，症见产后遍身疼痛，四肢关节屈伸不利，按之痛甚，或肢体皮肤轻度紫黯，或兼小腹疼痛，恶露量少色黯，舌紫黯，有瘀点瘀斑，苔薄白，脉弦细或涩。

【方解】方中当归、川芎、大血藤活血养血；桃仁、红花、牛膝、没药、五灵脂祛瘀活血止痛；地龙祛风通络；秦艽、羌活胜湿祛风利关节。

【加减】肢体麻木、肿胀重著者，加苍术 11g，威灵仙 11g，薏苡仁 28g，以祛风胜湿；恶露量少，小腹疼痛者，加益母草 28g，山楂 11g，以活血祛瘀；痛处冷感明显，加细辛 14g，桂枝 14g，以温经散寒。

散寒除湿汤（龙小玲方）

【组成】川芎 7g，当归 14g，茯苓、独活、桑寄生、牛膝、葛根各 16g，秦艽 11g，白芍、防风、甘草各 6g，威灵仙 7g。

【用法】水煎服，每剂煎 1 次，每天 2 剂，早、晚各 1 剂。6 天为 1 个疗程。

妇科病 传承老药方

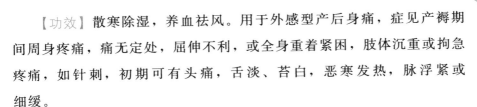

【功效】散寒除湿，养血祛风。用于外感型产后身痛，症见产褥期间周身疼痛，痛无定处，屈伸不利，或全身重着紧困，肢体沉重或拘急疼痛，如针刺，初期可有头痛，舌淡、苔白，恶寒发热，脉浮紧或细缓。

【方解】方中当归、白芍、川芎和血养血；茯苓、甘草益气补中；独活、桑寄生、秦艽、防风胜湿祛风；牛膝补肝肾，强筋骨，扶正祛邪；威灵仙除痹通利关节；葛根解肌。

【加减】若头痛，加白芷、防风、羌活，散风寒、止头痛。

【验案】胡某，女，34岁，已婚，工人。1996年11月12日来医院就诊。主诉：四肢关节疼痛5年余。现病史：患者5年前因小产后受凉引起四肢关节疼痛，行走困难，同时伴头痛，乏力，汗出，腰酸困等，在省医院做抗"O"、"类风湿因子"试验均为阴性，曾服用中西药，病情反复无常，时轻时重。近几日受凉后，症状加重，四肢关节疼痛较剧，卧床不起，大小便正常，食欲缺乏，舌质淡、苔薄白，脉沉细。中医辨证为气血亏虚夹风寒，用上方治疗6天后，症状大减，可以行走，嘱其继服12天，症状完全消失，行走正常，一切良好，随访半年未复发而告痊愈。

【按语】患者为产后不慎感受风寒，产后身体虚弱，加上受风受寒，以致营卫不和，气血阻滞，不通则痛。

☯ 独活寄生汤加减（陆拯方）

【组成】桑寄生16g，独活、秦艽、白芍、威灵仙各11g，防风、川芎、桂枝各14g，当归16g，炙甘草6g。

【用法】水煎服，每剂煎1次，每天2剂，早、晚各1剂。8天为1个疗程。

【功效】散寒除湿，养血祛风。用于外感型产后身痛，症见产褥期间乃至更长时间肢体、屈伸不利，关节疼痛，或痛处游走不定，或疼痛剧烈如针刺，或肢体关节肿胀、麻木，舌淡红、苔白，脉浮紧或细缓。重着，怕冷恶风，初起可有恶寒发热，头痛。

【方解】寄生汤方中当归、川芎、白芍养血；独活、秦艽、防风、桂枝、威灵仙散寒祛风除湿；桑寄生补肾填精；炙甘草调和诸药。

【加减】痛甚者，加海风藤 28g，络石藤 28g，石楠藤 28g，以通络止痛；腰脊酸痛者，加续断 16g，杜仲 16g，以补肾壮腰；风胜、疼痛游走不定者，加钩藤 11g，羌活 14g，以祛风；寒胜、疼痛剧烈如针刺者，加细辛 14g，草乌 14g，以温经散寒；湿胜、肢体麻木肿胀重着者，加薏苡仁 28g，苍术 11g，木瓜 11g，以祛风湿。

【验案】刘某，女，39 岁，已婚，工人。就诊日期 2006 年 4 月 29 日。就诊主诉：产后周身疼痛、怕冷已 2 个月余。患者于 2 个月前正常顺产后，即开始周身疼痛，上肢及肩背部疼痛明显，遇冷后症状加重。乏力，行走困难，自觉恶风怕冷，局部无红肿，饮食尚可，二便正常。舌淡苔薄，脉缓。实验室检查血沉、抗"O"均正常。中医诊为产后身痛，中医辨证为血虚受寒、痹阻脉络。治以养血散寒，止痛宣痹通络，治以针刺拔罐为主，穴位选择同前，并结合口服独活寄生汤加减，经治病情逐渐好转，1 个疗程后病情基本痊愈。随访无复发。

☯ 止痛化瘀汤（李建新方）

【组成】川芎 6g，秦艽 4g，桃仁 7g，红花 7g，甘草 6g，羌活 4g，没药 6g，当归 7g，五灵脂（炒）6g，香附 4g，牛膝 7g，地龙 6g。

【用法】水煎服，每日 1 剂。

【功效】祛风除湿，活血化瘀，通络止痛。用于产后身痛，证属瘀血夹风湿者。症见产后肩臂、腰腿，或周身疼痛，经久不愈，痛如针刺，尤以夜晚为甚，恶露量少，色紫黯夹血块，或小腹疼痛拒按，舌黯，苔白，脉弦涩。

【方解】止痛化瘀汤方中当归和血补血，桃仁破瘀活血，二药配伍，既增活血化瘀之功，又使化瘀不伤血，为君药。川芎"上行头目"，"旁

妇科病 传承老药方

通络脉"，既能止痛祛风，又助当归活血行气；红花功善行血，与桃仁相配，行血助化瘀，化瘀助血行，为活血化瘀常用药对；秦艽、羌活祛湿散风，止痛通痹。四药为臣药。牛膝祛瘀血，通经脉，兼补肝肾，强筋骨；五灵脂、没药活血化瘀，长于止痛；血瘀则气滞，气行则血行，故配伍"气病之总司"香附，行气以助活血；地龙专于活络通

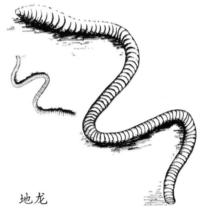

地龙

经。以上诸药助化瘀行气、通络止痛之功，为佐药。使以甘草调和诸药。综观全方，活血逐瘀与祛风除湿药物结合应用，这是创方者一大贡献。如此，瘀血化，风湿除，则络通而痛止。

【加减】本方适用于血瘀痹证。用于产后身痛以及产后肩臂、腰腿疼痛，恶露量少色暗，舌黯，脉弦涩为辨证要点。

若微热，加苍术、佩兰、黄柏；若虚弱，加黄芪一二两；恶露不行，小腹冷痛者，加益母草、乳香、炮姜；痛在上肢，加桑枝、生姜、桂枝；痛在下肢，加木瓜、五加皮；痛在腰背，加杜仲、桑寄生。

【按语】产后身痛一般由瘀血风湿痹阻经络而致。女性产后多瘀，瘀阻经络；产后多虚，风湿乘虚入侵经络，经络痹阻不通，导致产后身痛，痛如针刺，长时间不愈；夜属阴，瘀为阴邪，导致夜晚痛甚；瘀血内阻胞宫，败血不下，则恶露量少，色紫黯有块，小腹疼痛拒按。舌黯，脉弦涩为瘀血阻滞之象。治则活血逐瘀，祛风除湿，通痹止痛。

☯ 独活寄生汤（徐迪华方）

【组成】桑寄生、秦艽、防风、细辛、当归、干地黄、杜仲、牛膝、人参、茯苓、甘草、桂心、芍药各 18g，独活 28g。

【用法】水煎服，每日 1 剂，分 3 次温服。

【功效】散寒除湿祛风，益气养血补肾。适用于产后身痛，证属外

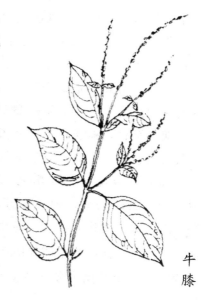

感风寒湿者，症见产后肢节屈伸不利，腰膝冷痛、痿软，或肢节麻木，心悸气短，畏寒喜温，舌淡苔白，脉濡细。

【方解】独活寄生汤中独活辛苦温，祛风散寒，除湿止痛，重用为君药。防风为风药走卒，祛风湿而止痛；秦艽祛风湿，舒筋络而利关节；细辛性辛热，祛表里脏腑经络之寒；桂心性温经散寒，四药为臣药。君臣相伍，共建祛风散寒除湿邪之功。人参、茯苓、甘草味甘温益气健脾；当归、川芎、地黄、白芍和血养血，正合中医"治风先治血，血行风自灭"之旨；肾主骨，肝主筋，

牛膝

桑寄生、杜仲、牛膝补肝肾而强筋骨，且桑寄生兼可祛风湿，牛膝尚能活血利肢节，以上俱为佐药。使以甘草，调和诸药。综观全方，以散寒祛风、除湿通痹为主，辅以益气血、补肝肾之品，祛邪兼以扶正，使祛邪不伤正，扶正不留邪。

【加减】本方适用于产后身痛属外感风寒湿，兼有气血肝肾亏虚者。临床以产后腰膝冷痛、或萎软，畏寒喜温，舌淡苔白，脉细弱为辨证要点。寒邪重者，加附子、肉桂、干姜；湿邪重者，加薏苡仁、独活、木瓜；痛甚者，加制川乌、白花蛇、水蛭、鸡血藤；正虚不甚者，可减干地黄、人参等。

【按语】产后身痛乃由气血肝肾不足，风寒湿邪乘虚而入导致。"产后百节空虚"，气血肝肾俱虚，肝肾不足，筋骨不健，气血皆虚，致筋骨失养，风寒湿邪乘虚入侵，留滞不去，气血痹阻，故产后肢节疼痛、痿软、屈伸不利。由于腰为肾之府，膝为筋之所，肝又主筋，肝肾亏虚，故其痛以腰膝为主，因寒湿较重，故畏寒喜温；气血不能养心，则心悸气短，舌淡，脉细。对此虚实夹杂之证，单纯驱邪则正气易虚；单纯补虚则邪气不去，故治当驱邪扶正兼顾，拟祛风湿、止痹痛、补气血、益肝肾为法。

妇科病 传承老药方

☯ 养血益气汤（张士舜方）

【组成】薤白、炙甘草各 6g，牛膝、当归、桂心、白术、黄芪、独活、生姜各 16g。

【用法】水煎服，每日 1 剂，分 2 次温服。

【功效】养血益气，散寒通络。适用于产后身痛，证属气血不足，寒邪偏盛者，症见产后痛处固定，遍身疼痛，得温则减，关节屈伸不利，难于仰俯转动，手足不温，舌质淡，苔薄白，脉细或细涩。

【方解】益气汤方中当归养血，营一身之经脉；黄芪补气，运一身之卫阳；白术健脾补气以生血；官桂温通经脉以散寒除湿；独活通经络；牛膝壮筋强脉；炙草和中益胃；生姜温胃散邪；薤白温通阳气，以活血脉，酒丸酒下，使脉气流通，寒邪外解，经脉融和，身痛蠲除。综观全方，补益气血中寓以散寒祛风除湿，扶正兼以祛邪，意在气血得补，寒邪得散，则诸症自愈。

【加减】本方治产后身痛属寒邪偏盛者。临床以产后遍身疼痛，喜得温热，关节屈伸不利，舌质淡，苔薄白，脉细为辨证要点。

腰痛甚者，加杜仲、续断、菟丝子、桑寄生以补肾壮腰；湿邪偏盛，见有关节重着、酸楚麻木者，加苍术、路路通、川木瓜、薏苡仁以除湿通痹；兼有瘀血而见痛如针刺者，加五灵脂、蒲黄、鸡血藤以活血通络止痛。

【验案】蔡某，女，33 岁，农民，已婚，1973 年 11 月 7 日就诊。患者产后 2 个月余，周身关节酸痛，下肢尤甚，受寒加重，按摩则舒，四肢凉麻，腰背酸软，身体无力，心悸眠差，面色无华，舌淡苔白，脉象沉细，此乃产后血虚，筋脉失养，肝肾不足，复感外邪所致。治拟益气养血，温经散寒，服用上方，3 剂后，关节痛减，头晕肢麻亦轻，舌淡苔白，脉来沉细。仍守原方出入，上方去桂心，加党参 11g，鹿角片 7g，共服 7 剂，诸症均安，嘱服丸剂以资巩固，每日上午服八珍益母丸 1 剂，临睡前服人参归脾丸 1 剂，连服 10 天。

【按语】本方治证系由气血亏虚，寒邪偏盛而致。《医略六书》在分析本方治证时说："产后气弱血亏，寒邪袭入经络，不能统运营气于一身，故遍身疼痛不休。"因寒邪偏盛，而寒为阴邪，其性收引、凝滞，易伤阳气，故其痛多为冷痛，部位固定，得温减轻，伴手足不温。治则养血益气，散寒通络。

☯ 气血虚弱汤（孙秉严方）

【组成】生、炙黄芪（各）16g，潞党参 16g，当归 14g，桂枝 14g，白芍 16g，鸡血藤 16g，秦艽 14g，防风 14g，生姜 3 片。

【用法】8 剂，水煎服，每日 1 剂。饭后服。注意保暖。

【功效】养血益气，佐以疏邪，调和营卫。适用于产后身痛。

【验案】田某，女，40 岁，已婚，营业员。1983 年 8 月 23 日来医院就诊。产后腰背关节痛 1 个月余。

患者生产 20 天后发生腰背关节疼痛，自汗多，身冷怕风，手足发凉，遇寒后症状加重，肢体酸楚麻木，全身乏力，伴心悸，气短，乳汁清稀，苔薄白，舌质淡，脉虚细无力。查血沉、抗"O"均正常。证属气血虚弱，兼感风寒。

第二诊（1983 年 9 月 8 日）：服药后，周身疼痛减轻。心悸气短亦见好转，但腰酸冷痛，舌脉如前。继前方加杜仲 11g，狗脊 16g，石楠叶 14g。6 剂，水煎，每日 1 剂。饭后服。注意保暖。

第三诊（1983 年 9 月 16 日）：服上方 6 剂后，周身疼痛、心悸气短、腰酸冷痛症状消失，时而头晕、疲乏无力。患者舌质淡，苔薄白，脉虚细。气血尚虚，再拟丸药调治：人参养荣丸、补中益气丸、老鹳草膏连服 1 个月病愈，随访 3 年未复发。

【按语】中医认为，产后身痛多因产后身体虚弱，经脉失养，或产后易出虚汗，受寒卫阳不固，外邪乘虚袭于经络所致，属虚实夹杂之证。故在治疗上首先应分清虚实轻重。本案患者气血亏虚较甚，故治以养血益气为主，佐以疏邪调和营卫，临床疗效较好。

☯ 疏风止痛汤（孙桂芝方）

【组成】生、炙黄芪（各）16g，制附子 11g，炒白芍 16g，桂枝

14g，白术 16g，当归 14g，细辛末（吞）1g，生姜 3 片。

【用法】8 剂，水煎服，每日 1 剂，饭后服。

【功效】散寒温阳，佐以疏风止痛。适用于产后身痛。

【验案】姜某，女，39 岁，营业员，已婚。1985 年 5 月 6 日来医院就诊。产后遍身关节疼痛 20 天。

就诊情况：两个月前正常生产，生下一男孩，产后恶露量多，色淡质稀，淋漓不尽，产褥期 50 天开始遍身关节疼痛难忍，严重时卧床不起，行走困难，遍身冷汗出，畏寒怕冷，穿棉衣覆棉被仍不解，汗多时身冷更甚。舌暗淡，苔白腻，脉象浮紧迟弱。宿有关节痛史。查：血沉：38mm/h，抗“O”：800 单位，类风湿因子阴性。患者素体阳虚，复加产后出血较多，气血虚弱，风寒乘虚侵袭，以致痹痛。

第二诊（1985 年 5 月 14 日）：服药后，汗出显减，但身痛怕风依然，舌脉如前，再宗前方去制附子，加制川乌 6g，独活 14g，防风14g。6 剂，水煎服。

第三诊（1985 年 5 月 28 日）：上方连服 12 剂，身痛显著减轻，唯腰痛，足跟痛，履地尤甚。舌淡，苔白，脉沉弱。风寒虽减，肝肾不足，继服前方去细辛、白术、炒白芍，加川续断 16g，杜仲 16g，桑寄生 18g，生白芍 16g，炙甘草 6g。6 剂，水煎服。

第四诊（1985 年 6 月 18 日）：服药后腰痛、足跟痛大减，舌淡，苔薄，脉虚弦。再拟益气养血，调补肝肾。处方：党参 16g，炙黄芪16g，当归 14g，制何首乌 16g，白芍 16g，稆豆衣 16g，桑寄生 16g，川续断 16g，杜仲 16g，狗脊 16g，枸杞子 16g。7 剂，水煎服。

第五诊（1985 年 6 月 28 日）：服药后身痛等症基本消除，时而腰酸腿软，下肢尤甚。舌脉如前。中医辨证属肝肾不足，治则健脾补肾，再拟丸药调治，用桂附八味丸、参苓白术丸，坚持服药 2 个月，半年后随访，病愈恢复工作。

【按语】本例患者有关节痛病史，产后肾阴不足，气血两虚，风寒乘虚入袭，以致痹痛重症。治则温阳散寒为主，佐以养血益气，疏风止痛。开始用附子、桂枝温阳散寒颇合病机，由于药力不够，阳气虽渐复，但疼痛未减，故将原方附子改为散寒止痛力强之制川乌，配合黄芪、当归补气活血，白术健脾除湿，防风、细辛止痛散风。患者服药后疼痛显减，但由于热药过量，又出现阴精不足，足跟痛等症，又将原方去辛热温燥之品，加入滋补肝肾而收全功。本案说明：对于产后身痛的治疗应以扶正养血为旨，或扶正祛邪兼施。而不能单一使用温热、祛寒、胜湿之剂，谨防邪去正伤之弊。

☯ 益气扶阳汤（杨利华方）

【组成】生白术 16g，防风 18g，生黄芪 28g，桂枝 14g，白芍 14g，生甘草 14g，当归 14g，木瓜 14g，生姜 3 片，大枣 6 枚。

【用法】水煎服，每日 1 剂。每日 2 次，早、晚各 1 次。

【功效】通络止痛，养血祛风。适用于产后身痛。

【方解】中医认为，产后百骸空虚，气血不足，筋脉失养，加上风寒乘虚侵袭，痹阻气血，导致产后全身疼痛。医者选用黄芪桂枝汤加味治疗，方中重用黄芪补气，伍桂枝扶阳益气，通痹和血；配防风则益气不留邪，祛邪不伤正；合当归补气生血，使气旺血生；木瓜益气祛湿，通痹止痛。

【验案】孙某，女，已婚，28 岁，营业员。2006 年 12 月 25 日来医院就诊。症状：产后全身疼痛 6 个月。

就诊情况：患者半年前正常分娩，产后恢复尚可。因天气炎热，吹空调后出现浑身疼痛，哺乳 3 个月，身体状况差，停止喂哺，仍觉全身疼痛不适。2 个月前月经复潮，周期、经量正常，无明显痛经。曾在风湿免疫科诊查，风湿因子、类风湿因子、血沉等免疫相关指标一切正常。现仍感到全身疼痛不已，关节疼痛不明显，腰酸，身体无力，饮食正常，大小便正常。舌质紫暗，舌苔薄白，脉细滑。中医诊断为"产后身痛"。患者分娩后气血偏虚，感受风寒之邪，导致气血运行痹阻，不通则痛，故浑身疼痛。舌正常，脉亦为月经之象。综观脉症，病位在气血，病性属虚实夹杂，证属血虚寒凝。

复诊：服药 7 剂，患者疼痛症状缓解，因发于产后，故方中加淫羊藿 28g，补肾壮腰止痛。经治 3 个月余，诸症渐平。

☯ 黄芪止风痛（陈伯咸方）

【组成】当归 14g，生黄芪 11g，丹参 16g，赤、白芍各 14g，桑枝 16g，桑寄生 11g，何首乌藤 18g，苏梗（后下）14g，厚朴 14g，黄连 6g，肉苁蓉 14g，火麻仁 11g，桃仁 7g，杏仁 7g，炒莱菔子 14g。

【用法】水煎服，每日 1 剂。每日 2 次，早、晚各 1 次。

【功效】补肝肾，益气血，和胃降浊。适用于产后身痛。

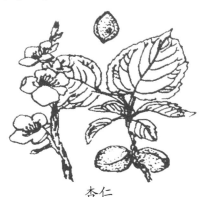

杏仁

【验案】何某，女，已婚，39 岁。2005 年 3 月 27 日来医院就诊。产后左肩、双膝、双足跟疼痛 1 年。

患者 1 年前因在产褥期间受风，出现左肩关节、双膝关节、双足跟疼痛，身乏无力，伴恶风寒，曾服汤药治疗，但现仍觉关节疼痛，恶风寒，无汗出，有时胃脘部亦痛，口苦干，有时口臭，饥饿时更有胃脘痛，无泛酸，眠差，大便偏干，1～2 日一行；月经周期正常，量偏少，色暗红，有血块；面色萎黄，舌暗红，边有瘀点，脉细弦。中医诊断为产后痹，证属气血两虚，肝肾不足，胃失和降。西医诊其为风湿病。

第二诊（2005 年 4 月 6 日）：上药服后关节疼痛明显减轻，遇风寒加重，纳可，多梦易醒，二便调。患者舌体瘦，尖红，根部苔薄腻，脉细弦。治宗前法。处方上方去黄连、桃仁、杏仁，加炒三仙各 14g，炒杜仲 11g，黄芪 16g，炒枳实 11g。

第三诊（2005 年 4 月 22 日）：再进 14 剂后左肩痛有减，接近正常，仍觉双膝、足跟疼痛，右侧为甚，受凉后症状加重；恶风寒，纳食可，夜眠多梦，不易入睡，大便偏干，2 日一行，排出不爽；月经量少，不后期，色暗红有血块，服药期间颜面易起痤疮，自认为与服药有关；舌暗红，边有齿痕，苔薄白、水滑，脉细滑小数。治宗前法。处方：

生黄芪 16g，丹参 11g，何首乌藤 18g，川牛膝 11g，片姜黄 14g，生地黄 11g，牡丹皮 14g，忍冬藤 16g，桑枝 18g，秦艽 14g，地龙 11g，草薢 16g，晚蚕砂（包）16g，汉防己 16g，黄柏 14g，炒苍术 14g。

外洗方：马鞭草 18g，清风藤 28g，络石藤 28g，防风 14g，防己 14g，苏木 18g，制乳没（各）6g，川军 14g，皂刺 16g。煎汤先熏后洗。

经治三个月后即愈，无复发。

【按语】中医认为产后痹，若属肝肾气血不足，胃失和降，在治疗时采用益气血，补肝肾，和胃降浊之法。若口苦口臭便干，加黄连清胃泻火，火麻仁、杏仁、桃仁润肠通便。若痛减便调，故原方去黄连、桃仁、杏仁，并加强补肾益气之力。若便干、面部痤疮等热象，故加用凉血清热之品，且配合外洗方。

中医"产后痹"特指妇女在产褥期感受风寒湿邪侵袭之后而出现的痹证。妊娠期间，大量气血濡养胞胎，四肢百骸失养，产后气血大伤，肝肾亏虚，风寒湿邪极易乘虚而入，客于脉络，阻碍气血，不通则痛。治疗当以益气血、补肝肾、祛除外邪为基本方法。

☯ 养血健脾汤（陈福如方）

【组成】川芎 6g，当归 7g，熟地黄、大血藤各 28g，白芍 16g，黑豆衣 18g，黑枣 6 枚，威灵仙 11g，桑寄生 18g。

【用法】水煎服，每剂煎 1 次，每天 2 剂，早、晚各 1 剂。6 天为 1 个疗程。

【功效】益气养血，祛风通络。用于血虚型产后身痛，症见产褥期间周身关节疼痛，肢体酸楚、麻木，头晕心悸，气短乏力，面色㿠白，舌淡，苔少，脉细弱。

【方解】健脾汤方中熟地黄、白芍具补敛柔腻之性，是血中之血药；配伍当归、川芎，性辛温，可行血中之滞，是血中之气药，四物相配，滋而不腻；加入黑枣，健脾养血，助生化之源；大血藤性温，既能活血又能补血，具活络舒筋之功；乌豆衣祛风养血；威灵仙性善走，祛风通络止痛效佳；桑寄生养血壮筋骨。

第八章
月经不调

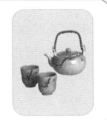

☯ 益母草调经汤（马振阳方）

【组成】熟地黄、杜仲、续断、益母草各 16g，山茱萸 14g，当归、川芎各 11g，大血藤 28g，淫羊藿、香附、郁金各 11g。

【用法】水煎 2 遍，每日 1 剂，取汁共 400ml，分 2 次温服。经前 1 周服用，经净停服。连续服 3 个月经周期。

【功效】活血调经，补血益肾。用于经来量少，3 日即净，卫生巾见少量渗血，色淡红，无血块，偏黯，无腹痛，偶感腰胀，面色晦黯，体倦乏力，舌黯淡，苔薄白，脉细。

【方解】调经汤方中山茱萸、淫羊藿、熟地黄、杜仲、续断滋肾补阴、肾阳；当归、川芎、大血藤为调经补血之用，加用香附、郁金、益母草理气活血之品，理气疏肝，活血通经。

【加减】血瘀者加丹参 16g；血虚者加党参、白芍、黄芪各 16g；肾阴虚者加生地黄 16g，枸杞子 14g；肾阳虚者加用肉苁蓉 11g，桂枝 6g。

【验案】常某，女，36 岁。已婚，工人，2006 年 3 月 20 日来医院就诊。人工流产后月经减少 8 个月。

患者自述 8 个月前（妊娠 50 天时）行人工流产术，手术顺利，流血 6 天干净。术后月经 40 余天复潮，量少色暗，用纸半包，3 天净（术前用纸 1 包多，周期 30 天左右）。自此后经来常推后 10 余天，经量逐渐减少。就诊时述经净 3 天，末次经来呈点滴状，量极少，2 天干净，未用纸垫。间或在经前服过中成药"当归丸"、"乌鸡白凤丸"等无效。3个月前开始时感乳胀并挤出少量乳汁，到某医院查内分泌，诊为"高催乳激素血症"。医生建议口服"溴麦角隐亭"未执行。就诊时见其面有色斑，情绪抑郁，感腰酸不适，体乏无力，时面浮肢肿，乳房胀痛，仍可挤出少量乳汁；舌淡暗苔白，脉沉细无力。妇科检查、B超检查无异常发现。诊其为月经过少（高催乳激素血症），中医辨证属肾虚肝郁。此为人工流产术后损伤肾气，致肾虚精血不充，血海不能按时满溢，经来推后量少，因服药疗效不佳，致气机郁滞，气血不循常道下注冲任胞宫，上行变为乳汁溢出的肾虚肝郁之证。中医治则补肾助阳，调理气血，方拟益肾调经汤，上方服至经来，嘱其少食生冷，继服5剂。

☯ 红花调经方 （任宇雷方）

【组成】桃仁7粒，肉桂、木香、红花各4g，黄酒3两。

【用法】水煎后送服大黄丸（醋制大黄丸：醋大黄16g，研细末，香油、醋适量合成豌豆大小药丸即可）。每天2次，早、晚各1次。

【功效】凡妇女由气郁、经络郁滞、气血不调、瘀血内留而引起的痛经、闭经、不孕、月经不调等症，本方均适宜，血瘀引起的癥瘕积聚等也可运用本方。

【验案】宋某，女，27岁，已婚，营业员。1961年4月18日诊。月经来时腹痛，头痛2年，逐渐加重，医院按痛经、神经性头痛治疗效果不显。刻诊：脸面色暗，情绪抑郁，时太息，月经不调，色红量少、有瘀块，腹胀痛，经前头痛、经后痛减；脉沉涩，苔薄白。中医辨证属肝郁气滞，经行不畅。治则疏肝解郁，活血调经止痛。先用醋制大黄丸合调经汤3剂，每日1剂，经前10日按法服药。药后腹痛肠鸣，泄下黏滞物甚多；后以逍遥丸加丹参、郁金、桃仁、川芎、红花，5剂调理而愈。

【按语】注意事项：服药后多有肠鸣腹痛腹泻之感，泻下黏滞物较多，少数病人有欲呕之感，但无呕，皆无妨。血热经多，妊娠禁服。

☯ 化痰顺气方（吴天来方）

【组成】当归7g，川芎4.6g，制香附7g，川牛膝7g，石菖蒲4.6g，制胆南星4.6g，白芥子4g，法半夏4.6g，枳壳4.6g，白茯苓11g，焦白术7g，青皮4.6g，陈皮4.6g。

【用法】水煎服，每日1剂。每天2次，温开水服。

【功效】行血通经，化痰导滞。适用于积痰下流胞门，闭塞不行，或肥人脂满，痰涎壅盛，月事不行。

【方解】中医认为："经不行者，非无血也，为痰所凝而不行也。"庞安常云："善治痰者不治痰，而治气，气顺则一身津液亦随气而顺矣。"《证治准绳》谓："治痰宜先补脾，脾复健运之常而痰自化矣。"方中白术燥痰除湿而

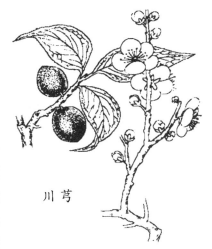

川芎

补脾元；枳壳除痞闷而消积滞；二陈为治痰要药，化痰理气，和胃运脾；胆南星、菖蒲祛痰宣壅，开窍通闭；白芥子辛散利气，温通祛痰，兼搜皮里膜外之痰湿；用当归、川芎养血活血，润燥而不腻；香附调经理气；牛膝引血下行，通利冲任。使气行、水行、血亦行，痰饮既去，经脉已通，气血流畅，月事以下。

【加减】肝郁乳胀者，加柴胡4.6g，广郁金7g，穿山甲7g；面热升火者，加炒知母6g，炒黄柏6g，生牡蛎28g；烦躁易怒者，加淮小麦16g，川黄芩4.6g，生甘草4.6g；气郁胸闷者，加广木香4g，瓜蒌皮7g；血郁腹痛者，加延胡索7g，丹参7g；血虚眩晕者，加柏子仁7g，枸杞子7g，鸡血藤7g；纳谷不馨者，加谷芽11g，麦芽11g，焦六曲7g。

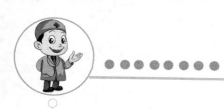

☯ 山药调经汤（王正芳方）

【组成】白术 7g，山药 16g，炙甘草 6g，石莲 7g，川续断 7g，熟地黄 11g，椿根白皮 7g，生牡蛎 28g，海螵蛸 11g。

【用法】每日 1 剂，水煎服。每天 2 次，早、晚各 1 次。

【功效】调经固冲，平补脾肾。适用于脾肾不足，挟有虚热所引起的月经先期、月经频至，或轻度子宫出血。

【方解】本方主要由补脾、补肾、清热固涩 3 个药组构成。其中山药、白术、炙甘草补脾；川续断、熟地黄补肾；石莲、椿根白皮、生牡蛎、海螵蛸固涩清热。平补脾肾，补而不燥，清热固涩又不伤正，是本方的主要特点。在补脾肾药中不用参、芪，而以山药为主，取其味甘入脾，液浓益肾，性平可以常服。川续断味苦微温，既能补肾，又为治崩漏带下之要药。清热药中选用石莲，系莲子坠入泥土中多年后出土之品，性苦偏寒，既能清热又有补肾健脾之功；椿根白皮性寒，凉血止血又有固涩之效。在固涩药中重用牡蛎，既能清热育阴而又能止血收涩，若血量较多则用煅牡蛎，血量少或无血时用生牡蛎。总之，本方平补脾肾，脾气充则能统血，肾气足则能闭藏，清热收涩，清补兼施，标本兼顾，气血调和而经水自安，所以定名为安冲调经汤。

☯ 疏肝解郁汤（李克绍方）

【组成】白术 16g，柴胡 11g，当归 11g，白芍 11g，茯苓 16g，牡丹皮 11g，栀子 11g，薄荷 14g，生姜 14g，炙甘草 6g。

【用法】水煎服，每日 1 剂，分 3 次温服，7 剂为 1 个疗程，需要用药 3～6 个疗程。

【功效】解郁疏肝，清热凉血。适用于月经不调。

【方解】解郁汤方中柴胡解郁疏肝；白术益气健脾；当归活血补血；白芍益血敛阴缓急；茯苓益气渗利；牡丹皮清退虚热；栀子清泻血热；薄荷疏肝透达；生姜味辛散，兼防寒凉药凝滞；炙甘草益气补中。

【加减】若肝郁明显者，加青皮、陈皮、枳实，以疏肝解郁；若郁热甚者，加胡黄连、通草、银柴胡、升麻，以清透郁热；若出血多者，加棕榈、侧柏叶、艾叶，以收敛止血；若乳房胀痛者，加郁金、王不留、川楝子，以活血行气等。

【验案】金某，31岁，工人，已婚，2006年5月14日来医院就诊。患者月经先期、量多。4个多月来，月经每隔17～20天一至，经期为4～5天，经血暗紫红，质稠黏，时夹血块，量逐渐增多，最近1天内需换卫生巾2～3个，全身乏力，伴心烦易怒，口干不欲饮，平素白带多，间有色黄。诊见诸症如前，经期已经3天，但量多未减，患者营养良好，精神尚可，舌红苔薄黄，脉弦细数。诊为月经先期伴经量过多。证属肝郁化热，蕴伏血分，热迫血行，伤及肾阴。治以清热凉血，兼益肾阴。服用上方5剂，经血已净，无明显不适。停药5天后续服此方，每2天1剂，连续服至下次月经来潮，经量比前次显著减少。续服同上，月经正常。

补中益气汤（钱伯飞方）

【组成】人参11g，黄芪24g，白术16g，升麻6g，柴胡4g，陈皮11g，当归16g，棕榈11g，阿胶11g，艾叶11g，海螵蛸11g，炙甘草14g。

【用法】水煎服，每日1剂，分3次温服，7剂为1个疗程，需要用药5～7个疗程。

【功效】益气补中，固摄止血。适用于月经不调。

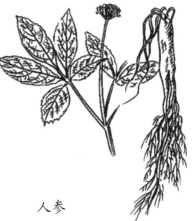

人参

【方解】益气汤方中黄芪、人参、白术，益气健脾，固摄止血；升麻、柴胡，升阳举陷；陈皮化滞理气；当归活血补血；棕榈、艾叶，收敛止血；海螵蛸止血化瘀，兼防止血药留瘀；炙甘草益气和中，并调和诸药。

【加减】若出血明显者，加侧柏叶、三七、五倍子，以收敛止血；若阳虚者，加附子、肉桂、炮姜、灶心黄土，以温阳止血；若血虚者，加阿胶、当归、熟地黄，以补血、和血、止血；或选用固冲汤加减治疗等。

【验案】魏某，女，16岁，中学生。就诊时间：1998年4月22日。患者11岁初潮，经水或二个月或三个月一次，每次经期8天左右，此次经血30余天未净，如滴状，量少，色暗淡如屋漏水，头昏腰酸，身体乏力。患者舌淡红，苔少而干，脉沉细。上药水煎服，每日1剂。3日经血净。再诊，仍感头昏、腰酸，舌苔同前。守上方加党参、续断，连服6剂。三诊时，诸症消失，舌红，苔薄，脉较前有力。嘱停药观察。5月28日月经来潮，色鲜红，量中等，无腰腹疼痛。再来医院就诊，得方后水煎服，每日1剂，连服3剂，经行6天止。随访3个月，月经按期而至，经期5～6日，色量正常，已无所苦。

补血调血汤（赵清理方）

【组成】川芎6g，当归7g，白芍7g，熟地黄11g。

【用法】水煎服。每日1剂，每日3次，温开水服。

【功效】调血补血。适用于营血虚滞证。症见面色无华，唇爪色淡，心悸失眠，头晕目眩，妇人月经不调，量少或经闭不行，脐腹作痛，舌谈，脉细弦或细涩。

【方解】调血汤方中熟地黄味厚质润，入肝肾经，长于补血滋阴，填精补髓，乃滋阴补血之要药，用为君药。当归长于补血，兼能活血，又善调经，中医称其"补中有动，行中有补，诚血中之气药，亦血中之圣药也"，本方用为臣药，一则助熟地黄补血之力，二则行经隧脉道之滞。佐以白芍和营益阴，柔肝养血，缓急止痛，合熟地黄、当归则养血滋阴，和营补虚之力益著；川芎行滞活血，畅通气血，合当归活血行滞而调经。四物相合，补而不滞，滋而不腻，活血养血，共奏养肝补血，调血行滞之功。

本方配伍特点：补血而不滞血，行血而不伤血，滋而不腻，温而不燥，刚柔相济。

【加减】兼气虚者，加人参、党参、黄芪等以补气生血；瘀滞重者，加桃仁、益母草、红花，白芍易为赤药，以加强活血化瘀之力；血虚有寒者，加肉桂、附子、炮姜、吴茱萸等以温通血脉；血虚有热者，加黄芩、丹皮，熟地黄易为生地黄，以清热凉血；妊娠胎漏者，加阿胶、艾叶等以止血安胎；子脏虚冷崩漏，失血过多，亦加阿胶、艾叶煎服；虚劳咳嗽咯血，五心烦热，加知母、黄柏。

【按语】调血汤具有血虚能补、血燥能润、血滞能行的调血作用，为治疗女科百病的基本方，故被誉为调血要剂，是补血的常用方，也是调经的基本方。临床多用于血虚而又血行不畅之证，尤其对妇女月经不调、痛经、闭经、胎前产后诸疾尤为常用。临床以头晕心悸，面色无华，唇爪无华，舌淡脉细为证治要点。

☯ 人参调经汤（张仲景方）

【组成】人参 7g，桂枝 11g，白术 7g，干姜 7g，炙甘草 11g，大黄 6g，桃仁 4g，䗪虫 14g。

【用法】水煎服，每日 1 剂，分 3 次温服，在月经 1 周之前服药，需要用药 5～8 个疗程。

【功效】温阳益气，兼清瘀热。适用于月经不调。

【方解】调经汤方中桂枝、干姜，散寒温阳；人参、白术，益气健脾，生化阳气；桃仁破血通经，下瘀血；大黄泻热通下，荡涤瘀血；䗪虫破瘀通络；炙甘草益气补中，并调和诸药。

【加减】若寒甚者，加附子、肉桂、吴茱萸，以温阳散寒；若气虚者，加黄芪、党参、山药，以健脾益气；若瘀甚者，加红花、白芍、当归，以活血补血；若带下色白量多者，加山药、茯苓，以健脾渗湿止带。

【验案】申某，女，27 岁，已婚，工人。自 14 岁月经初潮即有痛经，每次月经期必须服用西药镇痛；也多次服用中成药及汤剂，但未取得预期治疗目的，近由朋友介绍前来诊治。刻诊：经痛如针刺，口渴喜热饮，心胸烦热，倦怠乏力，手足不温，小腹怕冷，疼痛因受寒加重，带下色白量多，经常大便溏泄，舌质暗红夹瘀紫，苔薄白，脉沉涩，辨为阳虚瘀热证。治当温阳益气，兼清瘀热，用温阳之调经汤加味。桂枝

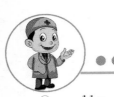
11g，红参 14g，白术 14g，干姜 14g，大黄 6g，桃仁 6g，䗪虫 14g，吴茱萸 14g，牡丹皮 16g，乳香 14g，没药 14g，炙甘草 11g。6 剂。水煎服（大黄不后下），每日 1 剂，每日 3 服。第二诊：心胸烦热止，手足转温，予前方 6 剂。第三诊：带下量多止，予前方 6 剂。第四诊：月经来临仅有轻微腹痛，予前方 6 剂。第五诊：诸证基本解除。之后，为了巩固疗效，嘱其在每次月经来临之前 1 周，服前方 5 剂，连续用药 4 个疗程。随访 1 年，一切正常。

【按语】此痛例根据患者手足不温、带下色白辨为寒，再根据体倦乏力辨为气虚，因经痛如针刺、脉涩沉紫辨为瘀血，又因心胸烦热、舌质暗红辨为寒夹瘀热，中医以此辨为阳虚瘀热证。方以桂枝人参汤健脾益气，温阳散寒；以下瘀血汤化瘀活血，兼泻瘀热，加吴茱萸散寒温经，牡丹皮凉血散瘀，兼清积热，乳香、没药活血行气止痛。方药相互为用，以奏其效。

☯ 清热凉血汤 （高辉远方）

【组成】龟甲、牡蛎各 18g，生地黄、地骨皮、地榆、阿胶、藕节、陈棕炭各 11g，黄芩、栀子各 14g，甘草 6g。

【用法】水煎服。每日 1 剂，分 3 次温服。

【功效】育阳潜阳，清热凉血，固经止血。用于热盛于内，迫血妄行的崩漏。症见经血非时而下，量多如注，或淋漓日久不断，色深红，质稠，渴喜冷饮，面色红赤，心烦少寐，头眩心悸，舌红苔黄，脉大而数。

【加减】热灼阴伤，见咽干口燥、舌红苔少者，加沙参、麦冬、女贞子、玄参以增养阴清热之功；肝气郁滞，症见胸腹胀痛、心烦易怒者，加龙胆草、知母、柴胡以疏肝理气。更年期功能失调性子宫出血，证见血瘀者，加炒蒲黄、五灵脂以化瘀止血；症见心烦易怒、胸胁胀痛、口干苦、脉弦数者，加柴胡、薄荷、夏枯草、龙胆草以清肝泻热止血；症见少腹或小腹疼痛，加黄柏、茵陈以清热利湿，去阿胶之滋腻。经期延长，证见阴虚者，加沙参、麦冬以滋阴补虚；气虚者，加党参、白术、黄芪以补血中气；血瘀者，加延胡索、红花以活血化瘀；腰痛者，加杜仲、续断以补肝肾、强筋骨；心烦易怒，见乳房胀痛者，加王不留行、橘核以疏肝解郁。受宫内节育器副作用，见气虚、头晕乏力者，加参须、黄芪以补气；热甚者，加黄柏、知母以清热；津伤口渴者，加麦冬以生津止渴；血瘀者，加炭蒲黄、五灵脂、三七粉、败酱草以化瘀止血；肾虚者，加枸杞子、山茱萸、菟丝子以补肾。

【按语】本方重在清热凉血。临床以经血非时而下，量多质稠，色深红，舌红苔黄，脉数为用方依据。

☯ 牡丹散（董建华方）

【组成】牡丹皮、炒白芍、熟地黄各 7g，地骨皮 16g，青蒿 6g，茯苓 4g，黄柏 1.6g。

【用法】水煎服。每日 1 剂，分 3 次，饭后服。

【功效】凉血清热，养阴调经。用于阳盛血热，热伤冲任之月经先期。症见经期提前，量多质稠，色深红或紫，心胸烦闷，大便燥结，渴喜冷饮，小便短赤，面赤身热，舌红苔黄，脉滑数。

【加减】月经过多者，去茯苓，加地榆、白及、茜草根以凉血止血；经行腹痛，见经血夹瘀块者，加炒蒲黄、鸡血藤、三七以活血化瘀止痛。月经先期加女贞子、百合、墨旱莲、阿胶补肾中之水。月经过多，见出血量多如注、色鲜红、质黏稠者，加地榆炭、煅牡蛎以清热凉血，固经止血；热伤津液，症见口干咽燥、大便秘结，加知母、沙参、麦冬以养阴生津止血，润肠通便；气随血脱，见出血量多质稀、气短懒言者，加黄芪、党参以益气升阳，固脱摄血；瘀血阻滞气机，见腹胀明显者，加木香、乌药以行气活血。

【按语】中医治疗此病采取清热凉血，养阴调经之法。临床表现以经期提前或经期发热，量多色深红或紫，心烦口渴，舌红苔黄，脉数为用方依据。

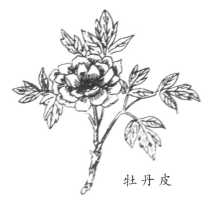

牡丹皮

现代医学常用于月经先期、子宫出血、慢性盆腔炎、产褥感染、子宫内膜异位症、产后盗汗等证属血热内炽证者。

☯ 清肝凉血汤（孙瑞之方）

【组成】生地黄 16g，炒白芍、当归、小黑豆各 28g，阿胶、牡丹皮各 7g，黄柏、牛膝各 6g，香附 4g，大枣 10 枚。

【用法】水煎服。每日 1 剂，分 2 次温服。

【功效】凉血清肝，除湿止带。用于湿热蕴结冲任所致经间期出血或赤带证。症见经间期出血，质稠，血色深红，平素带下量多色黄、有臭味，心烦易怒，小腹时痛，口苦口渴，舌红，苔黄腻，脉滑数。

【加减】出血量多，去当归、牛膝、香附，加炒地榆、三七、乌贼骨以加强止血作用；带下量多者，加茯苓、马齿苋、泽泻、土茯苓以清热解毒止带；纳呆或食后腹胀者，去生地黄、白芍，加厚朴、枳实、麦芽以行气消食；淋证见湿毒内蕴者，加木通、蒲公英以利尿通淋，清热解毒；排卵期出血，加续断、菟丝子益肾固本，调和冲任；宫颈糜烂出血，加红藤、鱼腥草、车前子以清热泻火，利湿解毒；放节育环后的经期延长，加地榆、白及以收敛止血。

【按语】清肝凉血汤是治疗妇科赤带的常用方。临床表现以经间期出血，色暗红，质稠，带下黄赤臭秽，舌红，苔黄腻，脉滑数为用方依据。

☯ 养血安神汤（陈小瑞方）

【组成】木香 4.6g，白术、当归、白茯苓、黄芪（炒）、龙眼肉、远志、酸枣仁（炒）、人参各 6g，甘草（炙）4g。

【用法】加生姜、大枣，水煎服。每日 1 剂，分 2 次温服。

【功效】养血安神，补心益脾。用于思虑伤脾，失眠少食，发热体倦，怔忡惊悸，自汗盗汗，吐血下血，妇女月经不调，赤白带下。

【方解】安神汤方中人参、白术、茯苓、甘草，即四君子汤，健脾益气，培补中土，以强气血生化之源，更佐以黄芪补气升阳，加强全方的健脾补气之力。考本方立意，与当归补血汤相似，补血剂中重用补气药，乃蕴气生血之理。当归活血补血，酸枣仁养心宁神，与诸补气药相伍，是相辅相成之义，特别是当归一味，补中有走，以补为主，其与黄芪同用，正是当归补血汤。龙眼肉补血，远志宁心，与众补气血药同方，使血气旺盛，神有所藏。在补益药中加入木香一味，芳香醒脾，使全方补而不滞。

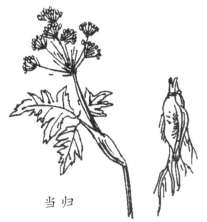

当归

【加减】放节育环后经期延长者去木香、远志，加川续断、仙鹤草、地榆、茜草；月经色暗有块，腹痛明显者，加桃仁、红花、益母草；伴月经量多，色红质稠者，加牡丹皮、生地黄、山栀子。

【验案】贾某，女，35岁，工人，江苏省南京市人。2000年4月30日来医院就诊。经期延长5～6日之久。现阴道流血10天未净。中医症见：阴道流血，血量偏少，色偏暗，小腹时痛，体倦。舌红苔薄白，脉沉弱。此为冲脉不固，治则健脾疏肝，益气止血。

服用上方3剂，药后阴道流血基本已止。全身乏力及小腹痛亦明显减轻。舌淡红苔薄白，脉沉弱。药后病情明显改善，效不更方，诊治无需修改。

☯ 肾气亏虚汤（陈芝高方）

【组成】艾叶、甘草各6g，仙茅、淫羊藿、山茱萸、菟丝子、沙苑子、杜仲（炭）、当归、白芍、阿胶珠、茜草各14g。

【用法】水煎2次，每日1剂，分2次服，早、晚各1次。

【功效】固冲补肾。用于上环后经期紊乱。

【方解】肾气亏虚汤方中仙茅、淫羊藿、山茱萸、菟丝子、沙苑子温肾补气，当归、白芍、阿胶珠、茜草、艾叶固摄冲任，杜仲炒炭，一物兼备温肾固冲之效，甘草补中，调和诸药为使。全方共建补肾固冲之功。本方对于放节育环后肾气亏虚，月经不调堪称良方。

【验案】柴某，女，37岁，工人。素体月经正常，放节育环半年来月经紊乱，到社区医院治疗无效，现经期前后不定，经色浅淡，每次淋漓10余日方净，伴头晕耳鸣，腰膝酸软，白带清稀。中医诊见舌淡苔薄，脉沉细弱。辨证为肾气亏虚，冲任不固，即用本方共调治2个月，现在月经周期规律，经血色红，每次行经5日即净，余症亦平。

☯ 舒肝理血汤（谢昌仁方）

【组成】白芍、赤芍、泽兰、益母草、鸡血藤、怀牛膝、刘寄奴、苏木、生蒲黄、女贞子、覆盆子、菟丝子、枸杞子各14g，柴胡6g。

【用法】

（1）在月经期服药：月经第1天开始连服3剂。

（2）月经间隔期服药：月经第13日开始连服3剂，若月经后错或稀发，则采用服药3剂，停药7日，再服3剂，以后停药7日再服，同时配合体温，如果体温超过36.6℃，连续3日就停药。等月经来潮后，再按第一种方法服药。如果不来月经，仍按体温的测定服药。如果基础体温连续上升15～20日，有可能是怀孕，则应检查，如为妊娠则服保胎药，以预防流产。

【功效】补肾益精，舒肝理血。用于月经不调，或卵巢功能低下不排卵者。

【方解】舒肝理血汤以柴胡、白芍解郁舒肝，敛阴调经；赤芍、鸡血藤、益母草和血调经；刘寄奴除新旧之瘀血；泽兰入厥阴经，能行血利水；怀牛膝为肝肾引经药，以泻恶血，引药下行，使瘀结消散，气血得以畅行，且能益肝肾而强筋壮骨；女贞子、覆盆子滋肝补肾，疗肾水亏虚；枸杞子滋肝补肾，填精补血；菟丝子温补三阴经以益精补髓，其性柔润，故温而不燥，补而不峻，既益阴补精，又助肾壮阳，使阳生阴长。以上诸药意在舒肝肾之郁，使气舒精足血畅，则月经自调。

【加减】偏于虚者，去刘寄奴、苏木、赤芍、泽兰；血虚者，酌加当归、白芍、熟地黄、阿胶；肾阳虚者，酌加补骨脂、杜仲、鹿角霜、山茱萸、巴戟天。

【验案】金某，女，39岁，工人。正值月经来潮时与丈夫吵架，之后逐渐出现月经血量减少和经期后错，乏力，头晕，头痛，胸胁疼痛，

妇科病 传承老药方

腰酸，舌质红有瘀斑，舌苔薄白，脉弦滑，证属气滞血瘀，治当舒肝解郁，行气活血。处方：益母草 11g，川芎 14g，赤芍、白芍各 18g，怀牛膝 11g，柴胡 6g，刘寄奴 14g，苏木 14g，鸡血藤 14g，生蒲黄 6g，泽兰 14g，枸杞子 14g。照法服一个周期后，月经量、经期均恢复正常。

☯ 行气散寒散（王福仁方）

【组成】香附末 240g，乌药 60g，陈皮、紫苏叶、干姜各 28g。

【用法】将药研为细末。每次 5g，温水冲服。

【功效】散寒行气。用于月经不调，气滞寒凝，胁肋刺痛。

【方解】行气散寒散方中香附理肝脏之郁，行血中之气；乌药味苦涩，能破土郁，行肝气，坚肾水，补命火，温下焦，而去冲任之沉寒痼冷；陈皮佐乌药以理气；紫苏叶性辛温，表散外淫之风寒燥湿，舒解肝郁，而色紫兼入血分，能调理经血，但其性过于疏散，此用以佐香附；姜性行驱寒，而干姜能守，守者为行之本，此专以补肝理冲任。适用于肝气郁滞，经血不调之证。

【验案】苗某，女，45 岁，工人。2007 年 5 月 18 日来医院就诊。

患者月经紊乱 8 个月。

患者 8 个月前因劳累过度出现月经推迟，最长时间 2～3 个月，需经甲羟孕酮治疗方来潮。月经期延长 10 余天。近 2 个月月经提前，但量极少，如点状，色淡红，无腹痛，来潮 1 天即止，伴见健忘心烦，急躁易怒，夜寐易醒，不易入睡，背部及双下肢怕凉酸困，食欲尚可，大便 3～4 天 1 次。中医察其舌质淡稍红，舌体胖大，舌苔薄黄；诊其脉弦而稍数，寸脉沉。此为脾虚肝郁之经乱。治则疏肝健脾，清心豁痰，活血凉血。服上药 10 剂后，月经已来潮，但初则呈咖啡色，行经时腹痛，可见血瘀已除，血行渐畅；大便正常，知脾运渐复；唯白带仍多，示湿象仍存。为巩固其疗效，故仍袭上方。

☯ 止血固经丸（王秀英方）

【组成】白芍 28g，黄芩 28g，龟甲 28g，椿根皮 21g，黄柏 7g，香附 7.6g。

【用法】将药研细末，酒糊为丸，每日1～3次，每次6g，温开水送服。亦可按原方比例酌定，水煎服。

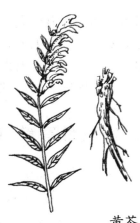

【功效】清热滋阴，止血固经。适用于经行不止，或崩中漏下，血色深红，或夹紫黑瘀块，腰膝酸软，手足心热，舌红，脉弦数。

【方解】止血固经丸方中重用龟甲咸甘性平，滋阴降火而益肾；白芍味苦酸微寒，敛阴益血以柔肝，为君药。黄柏性苦寒，泻火以坚

黄芩

阴；黄芩性苦寒，清热以泻火，共为臣药。椿根皮苦涩而凉，固经止血；为防诸药寒凉太过而止血留瘀，故以少量香附辛苦微温，活血调气，使气顺则血顺，共为佐药。诸药配伍，使阴血得养，气血调畅，火热可清，则经多、崩漏自止。

【验案】杨某，女，28岁，工人，2006年1月3日来医院就诊。

患者月经量多8年，阴道流血10天。来医院就诊：初潮14岁，月经正常来潮3年，8年前开始月经来潮逐渐量多。28～30天一至，7天内可干净，量多，色红，到社区医院检查多次诊为"功能失调性子宫出血"，对症治疗，病情时好时坏，反复无常。3年前开始，经量明显增多，可持续10余日，每次用纸数包。多次住院，医生用"大量雌激素及其他止血药"治疗，血止后出院，下次月经来潮时又复发。服上药5剂后，经量渐少，经期缩短，7天经净。继服10剂，经量减少一半，用纸不足两包。继服5剂痊愈，随访5年无复发。

【按语】患者此病以月经过多，伴五心烦热、舌红少苔、口苦咽燥、脉弦数为辨证要点。现代常用于治疗功能性子宫出血，绝经期综合征，子宫肌瘤，产后恶露不尽等病症。阴虚明显者，加熟地黄、生地黄；经量多者，加仙鹤草、三七粉、益母草、地榆炭等。

气血虚弱之月经病，非本方所宜。

☯ 泻热逐瘀方（冯志荣方）

【组成】大黄 11g，桃仁 11g，桂枝 6g，炙甘草 6g，芒硝 6g。

【用法】水煎服。每日 1 剂，分 3 次温服。

【功效】泻热逐瘀。适用于下焦蓄血，小便自利，少腹急结，谵语烦渴，至夜发热，甚则其人如狂；痛经，血瘀经闭，跌仆伤痛，脉沉实或涩。

【方解】泻热逐瘀汤由调胃承气汤加桂枝、桃仁构成。方中大黄除瘀泻热，桃仁活血祛瘀，二者合用，直达病所，瘀热并治，共为君药；芒硝咸寒软坚，助大黄攻逐瘀热，桂枝通血行脉，助桃仁破血祛瘀，又防寒药遏邪凝瘀之弊，同为臣药。炙甘草益气补中，缓诸药峻烈之性，以防逐瘀伤正，为佐药。五药配伍，有通便泻热，破血下瘀之功。

【加减】少腹拘急明显者，加重桂枝用量，或加乌药、木香；大便稀者，去芒硝；小便不畅者，加泽泻、川木通、车前子；产后恶露不下者，加蒲黄、五灵脂；鼻衄或吐血紫黑，加生地黄、仙鹤草、白茅根；由瘀血所致痛经、闭经，加当归、红花；兼有气滞，加香附、乌药、青皮。

表证未解者，应先解表，尔后再用本方。孕妇禁用。

【验案】宋某，女，33 岁，营业员，已婚，2006 年 6 月 14 日就诊。闭经已 7 个月。患者月经 15 岁初潮后至今不调，经期后延，经量少，色暗红，伴有痛经，小腹冷，经前乳胀。自 2005 年 10 月至 2006 年 5 月，月经停止而至闭经。观其症，胸闷胁胀，心烦气躁，畏寒怕冷，胃内有空感，稍食即欲大便，夜寐梦多；观其舌，舌质淡胖，苔白腻；诊其脉，沉细而弦。此由肝郁气滞，寒凝血脉而成，又有脾虚湿蕴征象。泻热下瘀，和中益气，遂用上方治之。患者服上方 8 剂后，月经来潮，量不多，色泽红，小腹坠痛，带经 2 天净。舌质正常，脉沉细。继续用来医院就诊方调理。用药 3 个月后，月经恢复正常。

【按语】本方以脉沉细弦或涩少腹急结为辨证要点。现代常用于治疗月经不调、痛经、闭经、宫外孕、产后恶露不下、急性盆腔炎、肠炎、肠梗阻、痢疾、肝炎、糖尿病、咽炎、泌尿系结石、肾盂肾炎、高血压、动脉硬化症、血小板减少性紫癜、精神分裂症、跌打损伤、头痛牙痛、血热吐衄等。

☯ 顺气调经丸（崔文彬方）

【组成】熟地黄 120g，香附 500g，白芍 120g，当归 120g，川芎 120g，陈皮 90g，白术 90g，甘草 28g，黄柏 28g，泽兰 90g。

【用法】将药研细末，过筛。酒糊为丸，每服 6g，日服 2～3 次。也可改作汤剂，水煎服，用量按原方比例酌情增减。

【功效】顺气调经，养血行瘀。适用于妇女气血阻滞，月经不调，经期腹痛等。

【方解】顺气调经丸方中当归、白芍、川芎、熟地黄活血养血，香附舒肝理气，共为君药。泽兰活血除瘀，为臣药。陈皮、白术、甘草健脾除湿，以滋化源；黄柏清热化湿，共为佐药；甘草兼为使药，诸药合用，有养血行瘀、顺气调经之功效。

【加减】如瘀血明显，加三棱、莪术、丹参、白及、三七；胁胀腹痛明显，加郁金、木香、青皮、柴胡、枳实；癥块坚硬，加鸡内金、浙贝母、水蛭、牡蛎、穿山甲、人参、鳖甲煎丸；寒证明显，加桂枝、葱白、干姜；气虚，加黄芪、党参、山药；热证明显，加黄芩、黄连、红藤、败酱草、白花蛇舌草；疼痛剧烈，加乳香、失笑散、没药。

【验案】崔某，女，29 岁，已婚，营业员，2004 年 9 月就诊。自述月经错后 7～30 天，症状已经持续半年之久，且伴有腹胀腹痛，血色暗红有块，舌暗有瘀点、瘀斑，脉涩。中医用上药 5 剂，每日 1 剂，水煎服，嘱患者月经来时继续服用，连服 3 个月经周期，诸症减，继服之，诸症消失而愈，随访 90 天未复发。

【按语】此方以女子月经不调、乳房作胀结块、腹胀腹痛、或胸胁胀痛、舌暗脉弦为辨证要点。现代常用于治疗痛经、月经不调、经前期紧张综合征、胁痛、带下病、乳腺增生症等。

第九章
痛 经

       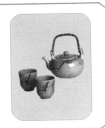

☯ 散寒止痛方（王国三方）

【组成】蒲黄 16g，黄芪 26g，五灵脂（炒）、川芎、当归各 14g，广木香、延胡索各 10g，乌药、小茴香（炒）、肉桂、炙甘草各 6g，田七末（冲）4g。

【用法】水煎服，每日 1 剂，分 3 次温服。

配合中药热敷小腹，即每付中药煎过后的药渣，加川椒 18g，丁香 14g，用 250g 粗盐炒热至 45℃，倒入 15cm×10cm 大小的布袋里，热敷小腹 1 小时，每天 1 次。以后按周期调治，经前期上方去蒲黄、肉桂、延胡索，加丹参、枳壳、柴胡。经后期上方去蒲黄、五灵脂、肉桂，加熟地黄、肉苁蓉、菟丝子、山药。排卵期上方去田七末、延胡索，加丹参、茺蔚子、桃仁、鸡血藤。

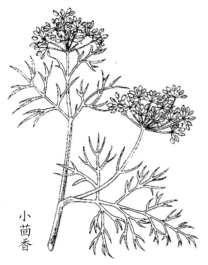

小茴香

【功效】疏肝理气活血，散寒止痛。主治痛经。

【方解】散寒止痛方中黄芪补肾益气；广木香、延胡索止痛行气；小茴香、炮姜散寒温经止痛；川芎、田七末、当归活血调经；五灵脂、蒲黄活血化瘀，甘草补中缓急止痛。

【加减】头痛加白芷 10g；血热挟瘀型加赤芍、生地黄、牡丹皮各 16g；气血亏虚型加白术、党参各 16g，熟地黄 18g；气滞血瘀型加桃仁、香附各 14g，地鳖虫 6g；若乳房胀痛者加醋柴胡、郁金各 14g，枳壳 6g；剧呕者可加煅赭石 18g，或吴茱萸、姜竹茹、半夏各 10g；寒凝血瘀型加吴茱萸、炮姜各 16g，桂枝 10g，淫羊藿 14g；肾虚型加杜仲 14g，巴戟天 16g，肉苁蓉 11g。于经前 1 天服用至月经干净。

【按语】中医认为，经血的运行与肾的关系十分密切，肾为元气之根、冲任之本，肾气充盈，则冲任流通，气血和畅。青春期女性天癸刚至，任脉始通，肾精尚未达到最盛之时，胞宫冲任失于濡养，以致不荣则痛。加之少女多贪食冷饮，或经行时淋雨受凉等，使寒湿之气侵入冲、任二脉，肾督虚损，冲任气血运行不畅，凝滞胞宫发为痛经。笔者遵其原则，对痛经患者在经期腹痛时用本方以益气活血，温经散寒止痛。同时配合粗盐炒丁香、川椒热敷小腹，取其芳香之物善于走窜，入经脉血络，以发挥其疏通、调和冲任之效。有促进局部血液循环，改善盆腔瘀血症状，见效弥笃，以治其标。

☯ 活血逐瘀汤（唐尚友方）

【组成】干姜（炒）0.6g，小茴香（炒）7 粒，延胡索 4g，没药（研）6g，当归 7g，川芎 6g，官桂 4g，赤芍 6g，蒲黄（生）7g，五灵脂（炒）6g。

【用法】水煎服。每日 1 剂，分 3 次温服。

【功效】温经止痛，活血祛瘀。用于冲任虚寒、瘀血内阻的痛经。

【方解】活血逐瘀汤取之《金匮要略》温经汤合失笑散化裁。方中小茴香、干姜、官桂散寒温经，通达下焦；延胡索、没药，利气散瘀，消肿止痛；蒲黄、五灵脂活血祛瘀，止痛散结，其中蒲黄生用，重在活血祛瘀，五灵脂炒用，重在止痛而不损胃气；当归、川芎乃阴中之阳药，血中之气药，配合赤芍用以行气活血，散滞调经。全方共奏温经散寒，祛瘀活血，消肿止痛之功。

【验案】唐尚龙．活血逐瘀汤治疗痛经．浙江中医杂志，1965，12：

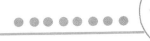

267：用本方治疗痛经 54 例，临床表现经来小腹疼痛，腰酸痛，其痛可有胀痛、坠痛，痛时喜按、拒按等不同；或兼见月经不调，白带多，因痛而致恶心呕吐，不能食等，属气滞血瘀者，服本方加减 1～8 剂后，68 例痊愈，5 例显效，3 例暂效，1 例无效。

☯ 化膜行滞汤（黄健中方）

【组成】生蒲黄（包煎）16g，血竭末（另吞）4g，五灵脂 14g，生山楂 7g，刘寄奴 11g，青皮 6g，赤芍 7g，熟大黄炭、炮姜炭各 4.6g，三七末（分吞）4g。

【用法】水煎服。每天 1 剂，分 3 次温服，每次月经前服 8 剂。一般 4～6 个月痛经缓解。

【功效】散瘀止痛，化膜行滞。用于膜样痛经。

【方解】化膜行滞汤方中以血竭散瘀化膜，消积止痛为君；蒲黄、五灵脂，活血除瘀止痛为臣；生山楂、刘寄奴、赤芍善于散瘀行滞、青皮疏肝破气，又可化积；方中妙在熟大黄炭、炮姜炭两药一寒一热，大黄炭推陈致新，引血归经；炮姜炭去恶生新，温经止血，两者相伍，行中有止，攻补兼施；三七为利湿化瘀、止血、止痛之佳品。

【加减】膜样痛经治当逐瘀脱膜为主，使用本方酌加娑罗子、路路通、王不留行、丝瓜络。乳癖结块者，酌加炙山甲、昆布、王不留行；经期泄泻者，酌加焦白术、大枣、怀山药、芡实；经少欠爽者，酌加三棱、莪术、丹参；痛经甚者，加炙乳香、炙没药；情志抑郁、胸闷不舒者，酌加越鞠丸、沉香曲、四制香附丸；口干便燥者，酌加生地黄、牡丹皮、当归、枸杞子、桃仁、月季花，或用瓜蒌仁、火麻仁；腹部有冷感者，酌加炒小茴香、制香附、淡吴茱萸、艾叶；腰脊酸楚者，酌加金毛狗脊、川续断、桑寄生。

【验案】田某，女，31 岁，营业员，已婚，1988 年 7 月 7 日来医院就诊。12 岁月经初潮，痛经，因母亲病故，伤痛不已，逐年加重。每痛辄剧烈难耐，辗转于地，患者服一般止痛药无效，须注射杜冷丁针剂方能止痛。经西医妇科检查，被诊断为子宫后倾，子宫骶韧带处触到两

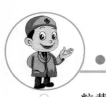
粒黄豆大小包结，触痛明显，输卵管造影未见异常，诊断为子宫内膜异位症。拒绝手术治疗。询之月经周期尚准，量一般，色暗紫有块，素日腰酸背楚，乳房胀，手心内热，带下黏稠，舌质偏紫，脉象弦细。证属气滞血瘀，冲任为病。周期将近，拟予舒肝理气、活血行瘀之法。处方：当归16g，赤芍11g，刘寄奴11g，生蒲黄（包煎）11g，五灵脂14g，柴胡6g，醋香附7g，牛膝7g，炙乳香7g，炙没药7g，血竭末（另吞）4g，三七末（分吞）4g，4剂。二诊，服未尽剂，经至量多，下紫黑块，虽仍有腹痛，但已能耐受，病势得减，再予原方加减。此后，经前一周始服至经行，调理间月，痛经未发，复经妇检，骶韧带处结节消失，再服2个月竟已获娠。

☯ 调气行血方（吴一纯方）

【组成】丹参15～28g，制香附10～16g，肉桂6～11g，川芎6g，泽兰16g，广木香16g，延胡索14g，赤芍14g，红花14g。

【用法】水煎2次，每日1剂，早、晚分服。在痛经发作期服药，坚持服用3～7个月经周期。

【功效】疏达冲任，调气行血。用于各型痛经。

【加减】血量多者，加艾叶炭，去红花；有紫块者，加莪术；经色淡者，加制附片；经后隐痛，量少质淡者，加炙黄芪11g，补骨脂11g；腰酸者，加巴戟天14g，菟丝子14g；小腹冷痛，经色淡褐者，加炮姜6g，乌药11g；小腹两侧刺痛，经色鲜红者，加牡丹皮14g，焦山栀子14g，去肉桂；经血淋漓不畅者，加桃仁11g；胁痛乳胀者，加川郁金14g，柴胡10g，路路通11g。

【验案】马某，女，22岁，学生。每次月经行前3～5日，小腹持续疼痛，血色暗淡褐色而带秽浊，寒热交作，胸中胀痛，舌苔白厚，脉象沉涩、左关微弦。中医辨为肝气郁滞，夹杂寒湿下阻，导致胞宫瘀滞。拟本方加炮姜14g，桃仁14g，乌药11g，服1剂。褐色血下甚多，绞痛减轻，寒热尚作，改用本方加乌药14g，柴胡6g，服2剂，诸症渐除。后取本方加柴胡6g，于每月经前服4剂，按法坚持治疗4个月经周期，痊愈。

☯ 温经活络汤（刘渡舟方）

【组成】茯苓、益母草各 7g，白术、桂枝、当归、泽泻、香附子各 6g，川芎、延胡索各 4.6g。

【用法】水煎 2 次，每日 1 剂，每日 2 次，早、晚分服。

【功效】化湿温脾，和血调经。适用于痛经。

【验案】吕某，女，25 岁，工人，已婚。月经紊乱 10 余年，经期或早或迟，血量或多或少，平时小腹重坠作痛，经期半月即痛渐转剧，

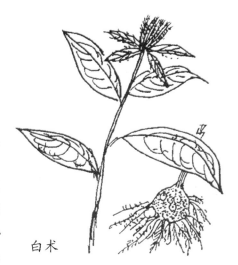

白术

经后流白带水十余天，结婚 5 年，从未孕育。近 5 个月月经未行，脉沉数，舌苔黄腻，面黄不荣。中医辨证属脾虚湿胜。予上方。

第二诊：舌苔变薄，自觉腰腹痛，有月经将行之象。方药：当归、白芍、白术各 6g，肉桂、川芎、苏叶各 4.6g，炒干姜、炒木香各 4g，吴茱萸 2.4g，益母草 7g，温经和血。

第三诊：服后未见变动，细询病因：冬季严寒，适逢经期，又遇大惊恐，避居风雪野地，当时经血下行而停止，从此月经不调，或数月一行，血色暗黑，常患腰痛，四肢关节痛，白带增多等。据此由内外二因成病，受惊恐则气乱，感严寒则血凝，治则内调气血、外散风寒，方药：虎骨木瓜丸，早、晚各 6g。

第四诊：6 天后月经行，血淡有块，小腹觉胀，脉象沉迟。方药：金铃子散（延胡索、川楝子）、四物汤（当归、地黄、芍药、川芎）去地黄加桂枝、吴茱萸、藁本、细辛。经净后仍用虎骨木瓜丸，经行时再予金铃子散和四物汤加减。如此更迭使用，经过 3 个月的调理，至 6 月初经行而血色转正常，量亦较多，改用桂枝汤（桂枝、白芍药、大枣、

甘草、生姜）加味调和营卫。因病情基本好转，继用八珍丸调补。此后因劳动或其他因素，仍有痛经症状，治疗不离温经和血。兼见胃痛、腰痛和腹泻等症，则另用温中化浊、活络等法，随证治疗。由于症状复杂，病史较长，经过 1 年多诊治，逐渐平静，遂产一婴。

【按语】女性若经期冒雨、涉水或贪食生冷，内伤于寒，或过于贪凉，或久居湿地，风冷寒湿客于冲任、胞中，导致经血凝滞不畅；或素体阴虚，阴寒内盛，冲任虚寒，导致经水运行迟滞，均可使血滞不畅，留聚而痛。若气血虚弱者，化源不足，脾胃素弱；或大病久病，气血俱虚，冲任气血虚少，行经以后，血海愈虚，冲任、胞脉失于濡养，气虚运血无力产生淤血，血虚失濡，故淤而作痛。

☯ 党参止痛汤 （许尚光方）

【组成】茯苓、怀山药、焦山楂、当归、丹参、益母草各 11g，党参、炙黄芪各 28g，焦白术 7g，炙甘草、炮附子（单包，先煎）、陈皮、煨木香各 6g。

【用法】水煎 2 次，每日 1 剂，每天 2 次，早、晚分服。饭后服。

【功效】活血化淤，温补脾肾。适用于痛经。

【验案】米某，女，20 岁，学生，经行腹痛 3 年。月经一直没有规律，14 岁初潮，周期 35～40 天，经期 5 天，量偏少，经色暗红，夹血块色黑。末次月经于就诊 5 天前结束。在初潮半年后无明显诱因出现经行腹痛，呈针刺样，疼痛难忍，痛时面色苍白，扭转无助，肢冷汗出，恶心呕吐，伴腰酸痛，肛门坠胀，曾痛甚晕厥，需注射止痛针方能缓解。平时服冷食易腹泻，泻下不消化食物。患者舌体胖、舌质黯、边有瘀点、苔薄白，脉沉涩。既往无特殊病史。肛诊：子宫中前位，较正常略小，活动，无压痛，双侧附件（一）。B 超示：子宫、附件未见异常。证属脾肾阳虚，寒凝血淤。予止痛汤。

复诊：诉前一日月经来潮，无腹痛，量少欠畅，色黯，夹血块量多，轻微腹胀，舌淡黯、苔薄白，脉细涩。经期血淤冲任，治以活血化淤、调理冲任为主，处方：生蒲黄（包煎）11g，三棱、莪术、小茴香、

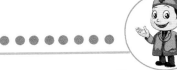

吴茱萸各 4g，炙乳香，炙没药各 4g，青皮 6g，生山楂 16g，血竭粉（单包，冲服）1.6g。连服 3 剂。

第三诊：述已经净，经期无腹痛，无腰酸及其他不适，纳可，便调，舌淡红、苔薄白、脉细滑。予健脾丸、乌鸡白凤丸以资调理。后随访 3 个月经周期，痛经未复发。

【按语】中医"脾阳根于肾阳"，肾阳虚微，无以温煦脾土，脾阳亦衰，脾主四肢，故见手足不温；舌质紫黯有瘀点、脉涩为血淤之象，阳虚内寒故脉见沉紧。中医治疗以温脾补肾、化淤活血为法，常选用吴茱萸、川续断、党参、五灵脂、炙黄芪、三棱、莪术、蒲黄、巴戟天、小茴香、炙乳香、炙没药等药物，并根据不同时期区别用药，经期以活血化淤治标为主，平时以温脾补肾治本为主。许多辗转求医不愈的患者经上法悉心调治，均获治愈。

☯ 温经止痛方（陈进方）

【组成】当归 11g，桂枝 6g，川芎 7g，沉香 6g，延胡索 11g，三七粉 4g，白芥子 6g。

【用法】水煎日 1 剂，分 2 次服。饭后服。

【功效】活血祛瘀温经行气，以止痛。用于痛经。

【方解】温经止痛方中桂枝温通经脉，使血行通畅；当归、川芎二味性辛温，行气活血，为血家要药；沉香沉降，暖肾补气，止呃逆，散郁结，对痛经伴呕恶上逆者更相宜；延胡索活血行气止痛，广为人知，此处用意亦在于入血行气止痛；白芥子性辛滑，流利，祛寒凝，入方中为佐，可增强温行之力；三七粉用之活血祛瘀，使经血溢泻，不使胞宫挛缩太过，止痛又不留瘀。全方旨在温经通络，散寒凝，畅气机，促血行，以保持胞宫正常的蓄溢功能。

【验案】何某，女，51 岁，工人。行经腹痛 30 余年。自述月经初潮（16 岁）已行经腹痛，病甚手足逆冷，影响正常的学习及工作，非止痛药不解，过后复发。后用止痛针剂（安痛定、杜冷丁等），精神日趋紧张。30 年来已成难治之病。患者体态稍丰腴，性情爽朗。妇科检查：子宫稍大，B超无器质性改变。继按原发痛经处理，用前述基本方观察2次月经，获效甚著，患者欣喜至极。后偶因月经量多而复诊，述痛经已瘥。

【按语】痛经极重者多发于经前、经期第1天或第2天，经血未下或下之甚少之时，属寒凝气滞，经血凝滞更阻碍气机，血积于胞宫中导致下腹冷痛，可牵扯两大腿亦抽痛不已，伴面色苍白，体乏无力，四肢厥逆，恶心呕吐，唇舌紫暗，甚有晕厥休克。中医治疗用药应求速效，煎煮汤剂似已不妥，为此笔者以基本方制成散剂，装瓶备用。每次14g，嘱患者用沸水冲泡（加盖）待温后顿服其上清液，如恶心呕吐明显者加入生姜2～3片，以温中止呕并有助于发挥药效。临床观察急症患者当即服药后10分钟左右，腹痛可得缓解。

☯ 肝气郁结方（张子琳方）

【组成】延胡索7g，制香附7g，川楝子7g，泽兰叶16g，桃仁7g，红花6g，当归7g，白芍7g。

【用法】水煎2汁，每天1剂分2次半空腹服，其中间隔4小时。痛甚者每日服药2剂。本方在经痛时服，经止即停，下期再服。

【功效】祛瘀止痛，理气活血，适用于痛经实证。症见月经将至而腹痛，经行不畅，色紫暗或有血块。

【方解】中医有"经行腹痛，有虚有实"之说。实证腹痛，多由于各种因素（如情志不遂、肝气郁结，或寒邪内侵、湿热阻滞等）导致气滞血瘀，以致痛经。本方由金铃子散和桃红四物汤加

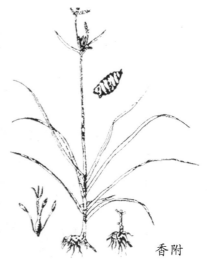

香附

减而成。以制香附、延胡索、川楝子疏肝行气，用当归、白芍、桃仁、红花以活血除瘀，以泽兰增加祛瘀之功。

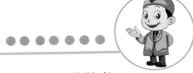

【加减】若小腹有热感而大便秘结、小便短赤、舌红苔黄，脉数者，加生地黄 16g，牡丹皮 7g，制大黄 6g 以清热凉血化瘀；痛而小腹胀甚者，加乌药 7g，青皮 7g；小腹冷痛而苔白脉紧者，加官桂 4g，干姜 2g，以温经祛寒。

【验案】于某，女，21 岁，学生，2006 年 4 月 10 日来医院就诊。痛经史 3 年，行经第 1 天小腹剧痛，恶心，手足冰冷，伴呕吐，经多方治疗未见疗效。刻诊：腹痛，面色苍白，大汗淋漓，四肢厥冷，心率 80 次/分钟，律齐，血压 90/60mmHg。肌内注射止痛针，静脉输液补充能量、止吐等对症处理，呕吐缓解。嘱下次月经前 3 天服用本方。第 1 个疗程结束后疼痛减轻，小腹隐痛，全身症状明显改善。2 个疗程后，少腹部疼痛消失，仅存下腹部胀感。随访 1 年未复发。

祛瘀消癥汤（丁济民方）

【组成】当归、赤芍、丹参、桃仁各 14g，三棱、莪术各 11g，川牛膝 11g，血竭 4g，香附、延胡索各 11g，海藻、昆布、瓦楞子各 11g。

【用法】水煎服。每天 1 剂，分 2 次温服。

【功效】理气止痛，祛瘀消癥。适用于瘀滞型痛经，如子宫内膜异位症、膜样痛经、巧克力囊肿、输卵管狭窄等症。

【方解】祛瘀消癥汤方中三棱、莪术，破血祛瘀、止痛消积为主药；当归、赤芍、丹参、桃仁、牛膝活血通经祛瘀；血竭行经定痛，对瘀血型痛经有很好疗效。

【验案】陈某，女，36 岁，营业员，流产后经行腹痛已 3 年，且逐渐加重。患者每次经行少腹疼痛拒按，体乏无力，伴肛门坠痛，经水紫暗有块，块下疼痛暂缓。中医辨证属血瘀气凝。用当归、川芎、红花、益母草、三棱、莪术、失笑散等活血除瘀，再加香附、郁金、延胡索、姜黄、川楝子等理气定痛。嘱其每次行经前连续服用 6 剂，坚持治疗一年，痛经好转。

第九章 痛经

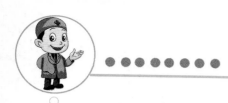

☯ 桃仁生化汤（张海峰方）

【组成】川芎 14g，当归 16g，桃仁 14g，炮姜 6g，炙甘草 4g，香附 14g，白芍 14g，艾叶 14g。

【用法】水煎 2 次服，每天早、晚服。每剂服 1～2 天。

【功效】益气活血，化瘀生新。适用于气血亏虚型痛经。

【方解】桃仁生化汤方中当归性甘辛温，入心、脾、肝三经，甘温补脾，益气血生化之源而起补血之效，辛能走窜通经，温能散寒化瘀，故重用为主药；川芎性辛温，行气活血，祛瘀止痛；桃仁化瘀活血；炮姜色黑入营，温经止痛；炙甘草助当归补中、生气血，合而为化瘀活血，温经止痛之剂。加香附、白芍，柔肝止痛，艾叶温中，临症时要结合疼痛发生的时间、部位、性质，结合月经的期、量、色质及兼症、舌、脉、体质状况等辩其寒热虚实，灵活用之，方能见效。

【加减】经后小腹隐痛喜按加党参、黄芪、熟地黄、生地黄各 14g；经后腰膝酸胀，小腹绵绵作痛加山茱萸、巴戟天各 11g，山药、白芍各 14g；血虚者加鸡血藤 11g，大枣 5 枚，酸枣仁、制何首乌各 14g；久病体虚者加菟丝子、续断、桑寄生各 11g。经前少腹胀痛加路路通 14g，红花 14g；瘀血者加蒲公英、五灵脂各 14g；气郁而痛者加姜黄、木香、槟榔各 14g；寒者加小茴香、台乌各 14g，吴茱萸 11g；经期延长加党参、黄芪各 11g；月经过少有块加益母草、鸡血藤各 11g；周期先后不定，加泽兰 11g，鸡血藤、月月红各 14g。

【验案】王某，女，21 岁，学生，2004 年 9 月 20 日来医院就诊。14 岁月经初潮即开始痛经，曾服中药疼痛减轻，时好时坏，近 3～4 个月来，腹痛加重，月经规律，经血量少而多血块，痛甚者伴腰骶酸痛，坠胀，惧寒，来诊时正值经期第一天，舌质黯红，苔薄黄，脉弦。中医辨证为气滞血瘀型，用气滞血瘀型方剂加栀子、黄芩各 11g，水煎服，每日 1 剂，服 1 剂后腹痛明显减轻，排经通畅，经量增加，连服 3 剂。继于月经来前 2 天开始服用上方 5 剂，又连用 2 个月经周期，诸症消失，随访半年无复发。

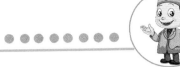

【按语】引起痛经的主要原因为气血双虚、肝肾不足、胞宫失养，如"不荣则痛，或气滞血瘀"，"不通则痛"；或因气机不畅，血不能随气流通，或久居潮湿之地，经期遇冷受寒，是寒邪客于胞宫之"寒凝而痛"。而生化汤药性偏温，适用于瘀血内阻、无热象之痛症，有化瘀生新之效。根据"异病同治"原则，生化汤不单是治产后的良药，凡由瘀血所致的妇科疾患均可用生化汤加减化裁治之。

☯ 理气止痛逍遥散（张继泽方）

【组成】白芍、柴胡各 16g，茯苓、白术各 18g，当归 14g，甘草 6g。

【用法】将药煎汤取汁 100ml，每日 2 次口服。经前 3 天服用，服到月经第 3 天。3 个月经周期为 1 个疗程。

【功效】理气止痛，养血敛阴。适用于血瘀气滞型痛经。

【方解】理气止痛逍遥散方中柴胡解郁疏肝，使肝气条达为君药；白芍味酸苦微寒，养血敛阴，柔肝缓急；当归味甘辛苦温，和血养血且气香可以理气，为血中之气药。当归、芍药与柴胡合用，补肝体而助肝用，使血和则肝和，血充则肝柔，缓急止痛，共为臣。肝病易传脾，故以白术、茯苓、甘草健脾益气，使气血生化有源，共为佐药。甘草与芍药同用调和气血，善治腹痛，并调和诸药而为佐使药。诸药合用共奏通而不痛、荣而不痛之功。

【加减】经血淋漓不畅加桃仁、川芎各 14g；腰酸痛者加熟地黄、菟丝子各 14g；小腹两侧刺痛，经血色暗红有块者去当归，加牡丹皮、栀子、莪术各 14g；胁痛乳房胀痛者加郁金 14g，香附 10g。

【验案】徐某，女，21 岁，学生，2005 年 4 月 26 日来医院就诊。月经周期规则，周期 28～30 天，每次行经 7 天，4 年前初潮后不久因与同学吵架出现痛经，此后间断出现经期第 1、2 天小腹剧痛难忍，第 3 天渐轻，多次服药后症状虽缓解，但经常复发。本次就诊为月经第 1 天，经量少，色暗红，有血块，患者小腹痛甚牵掣胸胁乳房发胀，伴心烦易怒，手足心灼热，舌红，苔白微干，脉弦。中医诊断为气滞血瘀型

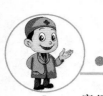

痛经。拟方如下：当归 14g，白芍 16g，茯苓 18g，白术 18g，柴胡 16g，甘草 6g，郁金 14g，香附 10g。共予 3 剂。服药 1 剂后痛减，腹胀、乳房胀痛等症状消失，尽剂而痛止，后以逍遥散加减方于每月行经 3 天开始服用，连服 3 个周期，痛经消失，随访 1 年半未复发。

【按语】根据该病具有周期性的特点，治疗时特别注意用药时机，在未出现先兆症状之前投药效果最佳，疗程用足效果方能显著。如患者病情顽固难愈，需加服 5 个疗程。同时经期防护也是治疗中的重要环节，如经期避免剧烈运动，防止过劳，需忌口，注意防寒防潮，以巩固疗效，防止复发。

健脾养血汤（刘德义方）

【组成】白芍 16g，当归 14g，香附子 14g，肉桂、干姜、吴茱萸各 4g，荜澄茄、延胡索各 14g，艾叶 6g，甘草 2g，砂仁 4g。

【用法】水煎 2 次，每日 1 剂，早、晚分服。饭后服。

【功效】散寒温宫，健脾养血。适用于痛经。

【验案】田某，20 岁，15 岁初潮，几年来月经基本正常。去年夏天，经行期间多吃冷饮后，遂发痛经。症见：月经前一日来潮，少腹疼痛难忍，喜暖喜按，痛甚恶心呕吐，月经 7～10/40～50，经行不畅，经色暗红有血块，形寒怕冷，面色无华，腰酸痛，倦怠易睡，身体乏力，苔白腻，质淡红，脉沉细。证属寒客胞宫，血阻胞脉所致，药后腰酸腹痛减，月经量减少，经期用温宫散寒汤，调理 5 个月，痛经消失。

【按语】根据中医理论：经水者阴水也，喜温而恶寒，寒则血涩而阻胞脉，温则散寒而通血脉。若女性经期摄生不慎，寒气客于血室，血凝不行，胞脉痹阻，不通则痛。症见：患者经行少腹疼痛，喜爱喜按，得热痛减，经行不畅，经色紫黯夹血块，经期延长，淋漓不净，舌淡红，苔微白腻，脉沉涩。寒凝血涩，"寒则温之"，治疗当以辛温大热之品。此谓："离空当照，阴霾自消"。笔者自拟温宫散，药用：当归、香附子、白芍、肉桂、干姜、荜澄茄、吴茱萸、乌药、川芎、甘草、延胡索等，温宫散寒、通血脉、促血行，胞脉通畅，痛经自愈。

☯ 调经止痛方（田逸之方）

【组成】赤芍、白芍、香附子、桃仁、红花、延胡索、青皮各 14g，柴胡 6g，月月红 6g，丹参 16g，甘草 2g。

【用法】水煎 2 次，每日 1 剂，早、晚分服。饭后服。

【功效】活血理气，调经止痛。适用于痛经。

【验案】胡某，女，35 岁，工人，1999 年 6 月人工流产术后，经行时少腹疼痛，日趋加重，经多家医院治疗，时重时轻。患者月经前一日来潮，少腹胀痛难忍，经行不畅，经色紫黯夹血块，块下后疼痛略减，经行前乳房作胀，伴情绪郁闷不畅，心烦失眠，多梦健忘，口干口苦，面色无华，苔薄舌有紫斑，脉细涩。证属肝郁血淤，胞脉痹阻。药后经行量增，血块减少，腹痛渐止，仍以理气活血调经之品，佐以健脾养血化裁治疗，3 个月余，经行腹痛止，月经正常。

【按语】中医认为：肝以血为本，以气为用，藏血以养其体，疏泄以遂其用。女性若情志抑郁，致肝郁气滞，气滞则血淤，经血淤滞于冲任而作痛。症见：经行少腹疼痛拒按，经行量多、或少，色紫黯，并夹有血块，经前乳房胀痛，伴胸闷叹息，性情烦躁，面色黧黑，肌肤甲错，舌有紫斑或瘀点，脉细涩。根据"淤者通其滞"的治疗大法，自拟本汤方，在化淤活血药中，佐行气通络之品，药用：当归、赤芍、白芍、桃仁、川芎、红花、香附子、延胡索、柴胡、枳壳、丹参、甘草等。

☯ 加味失笑散（李凤翔方）

【组成】延胡索、牡丹皮各 7g，蒲黄、五灵脂各 6g，桃仁 6g，香附 7g，台乌 6g。

【用法】水煎服。每日 1 剂，每日 2 次。早、晚各 1 次。

【功效】逐瘀活血。适用于痛经，证属瘀血阻滞者。症见经来腹痛如刺，量少色黯有血块，排出则痛减，舌质黯红，脉沉弦有力。

【方解】失笑散所治之证由瘀血积滞冲任、胞宫而致。瘀血阻滞于冲任、胞宫，于经期气血下注冲任、胞宫之时，则瘀滞更甚，不通则痛，故经来腹痛难忍，量少色黯有血块，舌黯红，脉沉弦。治则化瘀止痛。

此方以失笑散为基本方。五灵脂甘温走肝，止痛散血；蒲黄辛凉性滑，活血化瘀。二药相须，共奏通利血脉，推陈致新，除瘀止痛之功。桃仁活血化瘀；牡丹皮活血散瘀；延胡索活血行气，长于止痛。三药共助失笑散止痛化瘀。香附、乌药疏肝理气，旨在使气行则血行，亦加强失笑散行气活血，调经止痛之功。全方药量少，轻而功专，对瘀血阻滞之痛经，用之有十分满意的疗效。

【加减】兼热者，加牡丹皮、大黄；若气滞甚者，加重延胡索、益母草、香附用量；兼寒者，加肉桂、附子、干姜；血虚不任攻伐者，加当归、白芍、熟地黄；疼痛引及少腹两侧痛剧者，加姜黄、乳香；大便燥结，加大黄。

第十章
闭 经

       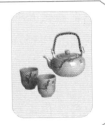

☯ 利湿止带汤（张梦农方）

【组成】半夏 11g，黄连 4g，瓜蒌 28g，大黄 6g，桃仁 4g，䗪虫 14g。

【用法】水煎服，每日 1 剂。每日 2 次服。

【功效】通经化瘀，清热化痰。适用于痛经。

【方解】利湿止带汤方中黄连清热除湿；半夏利湿化痰；瓜蒌化痰清热；桃仁破血通经，下瘀血；大黄化瘀活血，荡涤瘀血；䗪虫通络破瘀，通下瘀血，和利血脉。

【加减】若痰甚者，加胆南星、半夏、贝母，以燥湿化痰；若热甚者，加黄芩、通草、栀子，以清热燥湿；若瘀甚者，加水蛭、穿破石、虻虫，以破血

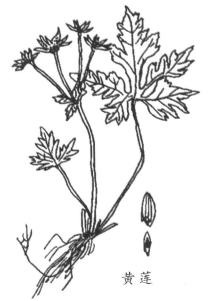

黄莲

逐瘀；若带下色黄者，加车前子、黄柏，以清热燥湿，利湿止带等。

【验案】宋某，女，已婚 39 岁，工人。有 6 年闭病史，月经因肌内注射西药而至，停药后导致闭经，曾在郑州、北京、西安等地检查，均未发现器质性病变，被确诊为子宫性闭经。刻诊：闭经，畏寒，少腹轻

微疼痛拒按，心胸烦热，失眠多梦，舌质暗红夹瘀紫，大便干结，手足心热，苔薄黄，脉沉涩。辨为瘀热阻滞证，治当活血清热，通达经脉，用活血止痛汤加味，8剂，水煎服，每天1剂，每日3服。第二诊：心胸烦热、手足心热略有好转，予前方8剂。第三诊：大便通畅，减大黄为4g，予前方8剂。第四诊：失眠多梦基本消失，予前方8剂。第五诊：月经仍未至，予前方治疗30余剂。第六诊：月经至且量少，但色泽偏暗，经中仍夹有血块。为了巩固疗效，予前方变汤剂为散剂，每天分3服，每次6g，治疗4个月。随访1年，月经正常。

☯ 调气止痛汤（孔伯华方）

【组成】生地黄7g，当归7g，桃仁11g，红花7g，枳壳6g，赤芍6g，柴胡4g，甘草6g，桔梗6g，川芎6g，川牛膝7g。

【用法】水煎服。每日1剂，分2次服，早、晚各1次。

【功效】调气止痛，活血祛瘀。适用于闭经，证属气滞血瘀者。症见既往月经正常，突然停闭不行，情志抑郁或易怒，胁痛或少腹刺痛拒按，入暮潮热，舌黯红或有瘀斑，苔正常或薄黄，脉沉弦或沉涩。

【方解】调气止痛汤方中牛膝通经活血，止痛祛瘀，引血下行，为君药。桃仁、红花活血止痛，当归、川芎行气调经，四药共助牛膝行血通经，为臣药。"气为血帅"，气行则血行，血行则瘀去，故配伍柴胡疏肝理气；桔梗、枳壳开胸行气；气郁血瘀，日久化火生热，故配伍生地黄、赤芍凉血清热，其中生地黄配当归又能养血除燥，使活血无耗血之虑，理气无伤阴之弊，赤芍又助化瘀活血之功。以上均为佐药。甘草调和诸药，为使。本方不仅行血分瘀滞，又能解气分之郁结，使血活气行，瘀行经通，则诸证可愈。值得一提的是，其调畅气机采用升降的方式，即用桔梗、柴胡之升，枳壳、牛膝之降，且枳壳、牛膝的用量亦重于桔梗、柴胡，显示出欲降先升，升轻降重之特点，旨在有助于逐瘀下行。

【加减】气机瘀滞较重者，加川楝子、陈皮、香附、青皮以疏肝理气止痛；少腹疼痛者，加香附、枳实、益母草、泽兰以行气活血止痛。

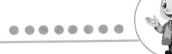

【按语】闭经由肝郁气滞，瘀滞冲任，气血运行不畅所致。气以宣通为顺。气机若郁，不能行血，血行若滞，则冲任不通，导致经闭不行；瘀血内停，积于血海，冲任受阻，则胁痛或少腹刺痛拒按；气郁血瘀，久而化火，故烦躁易怒，入暮潮热。舌黯有瘀点，脉沉涩，为瘀滞之象。脉沉弦主痛。治则活血化瘀，行气止痛。

☯ 疏肝解郁汤（程门雪方）

【组成】白芍、茯苓、莲须各28g，炒麦芽90g，当归、柴胡各18g，石菖蒲、丹皮、山栀子各14g。

【用法】每日1剂，水煎服，分2次，早、晚分服。7天为1个疗程。

【功效】回乳开窍，疏肝解郁。适用于溢乳型闭经。

【方解】疏肝解郁汤中重用炒麦芽，取疏肝回乳之功；白芍配柴胡加强解郁疏肝之力，白芍与当归相伍，取柔肝补肝、调和冲任之效；茯苓健脾养血，培土疏木；莲须固肾涩精，调和冲任；石菖蒲开窍化痰，且本病病程迁延日久，取菖蒲属从痰治疗。

【加减】如病久气血虚弱，心悸失眠，气短神疲，加炙升麻6g，黄精16g；腰膝酸软，加川续断、桑寄生、菟丝子各16g；如乳房胸肋胀痛甚，加玄胡、青皮、枳壳各7g，川楝子6g；心烦、口干、睡眠差者，加丹参、柏子仁、酸枣仁各14g；经闭不行者加益母草、川牛膝各28g。

【验案】宋某，女性，28岁，未婚，工人，于2000年多次发现乳房溢出淡黄色分泌物，黏稠，挤压增多，伴月经量减少，周期延长至50～80天。于2000年9月就诊，诉口苦、失眠多梦，心烦易怒，小便黄，月经量少，溢乳，痛经，经前乳房胀痛。肛诊：双侧附件正常，子宫后倾稍小，乳腺发育稍差，未扪及包块，双侧乳头挤出淡黄色黏稠分泌物。面色潮红，舌红，苔白微黄，脉弦数，视野检查及CT均未见异常，肝功能及T_3、T_4为正常值，催乳素49.7μg/L，雌二醇402.1μmol/ml，促卵泡激素6.8U/L。西医诊断为高泌乳素血症，中医辨证属肝热上逆，冲任失调而溢乳。治以清热疏肝，调和冲任，守上方

闭

经

6剂，加丹参、柏子仁各 16g，川牛膝、益母草各 28g，口干及心烦、易怒均减轻，溢乳减少，经水增多。继用 1 个月，夜梦减少，经前乳房胀痛减轻，月事按时下，复查催乳素 9.8μg/L，继守方治疗 2 个月，分别于 3 个月、半年复查催乳素均在正常范围，双乳无溢乳，月经正常。

【按语】疏肝解郁汤全方药物共奏和胃疏肝，调和冲任之功效，视症状配伍加减，泻实而不伤正，标本兼顾，刚柔相济，故疗效满意。

活血理气汤（谭俊臣方）

【组成】山楂 7g，当归尾 7g，香附 7g，红花 6g，乌药 7g，青皮 7g，泽泻 7g，木香 7g。

【用法】水煎服。每日 1 剂，每日 2 次，早、晚温服。

【功效】理气活血，祛瘀调经。适用于气滞血瘀所致的月经不畅，腹痛拒按，产后瘀血腹痛等。

【方解】活血理气汤方中红花、当归尾活血通经祛瘀，为君药。山楂散瘀活血，香附、青皮、乌药、木香行气止痛，共为臣药。本方理气重于活血，有理气活血、调经祛瘀之效。

【加减】如见血瘀重者，加三棱、路路通、莪术、川芎；气滞重者，加枳实、厚朴、陈皮、大腹皮；热证明显者，加黄芩、黄连、金银花、丹皮、栀子；寒证明显者，加桂枝、干姜；血虚者，加熟地黄、阿胶；气虚者，加党参、黄芪；疼痛明显者，加蒲黄、五灵脂、没药、乳香。

【验案】陈某，女，39 岁，工人，1993 年 7 月 20 日来医院就诊。患者人工流产术后半年月经停闭。半年前因停经 40 天到职工医院诊为"早孕"做人工流产，手术中却未发现胚囊，手术时间较长，反复操作 1 小时 20 分钟，手术流血不多，腰腹坠胀痛疼明显，服西药症状减轻。常感头昏神疲，四肢无力，胸胁胀痛，带下量减少，术后月经停闭半年不来，但每月均有规律的出现明显小腹坠胀或绞痛，持续 2～3 天痛减。某西医院考虑为"术后宫腔粘连"，但未做宫腔探查。患者舌暗有瘀斑，苔薄黄，脉细弦。诊其为闭经（人工流产术后），证属气虚血瘀证。此为正值严冬，做人工流产术，并手术时间较长，反复搔刮，宫室开放，外感风寒邪客于胞中致气血瘀阻；加之手术损伤冲任气血，气虚亦致血瘀，瘀血凝滞胞宫，冲任不畅，故见月经停闭，胸胁胀痛，头昏神疲，带下量减少的气虚血瘀之证。

上方服 7 剂，月经来潮，量多伴有血块，胸闷好转，食欲亦振，舌脉如前。效不更方，原方加减，闭经得愈。

【按语】活血理气汤以腹痛拒按、腹胀、胸胁胀痛，得嗳气、矢气则痛缓，心烦易怒，舌紫暗脉弦紧为辨证要点。常用于治疗产后腹痛、痛经、闭经、经期昏厥、胃窦炎、胃神经官能症、十二指肠壅滞症、深部静脉炎等。

☯ 气血双补汤（吕承全方）

【组成】杜仲 16g，熟附子 7g，菟丝子 18g，熟地黄、白术、黄芪各 16g，当归 11g，香附 7g，羊藿叶 11g，川芎 14g。

【用法】水煎服，每日 1 剂。每剂煎 2 次，过滤去药渣，得药液 400ml，分早、晚 2 次服。25 天为 1 个疗程，常需要 6 个疗程的调护。

【功效】气血双补，补肾健脾。用于席汉综合征、贫血、营养不良、厌食症等引起的闭经。症见月经逐渐停闭，

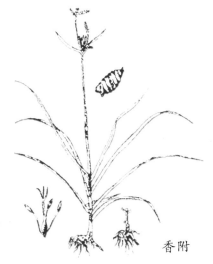

香附

腰膝酸软，头晕耳鸣，少气懒言，神疲乏力，心悸气短，少寐多梦，面色萎黄，或色白无华，舌淡，苔薄白，脉虚细。

【方解】气血双补汤方中熟附子、杜仲、菟丝子、羊藿叶壮阳温肾；白术、黄芪益气健脾；熟黄地、当归、川芎活血益气；香附行气调经。

【加减】若出现表情淡漠，畏寒，阴道干涩，性欲减退，毛发脱落，生殖器萎缩等，此属闭经重症。治以健脾补肾、大补气血。用圣愈汤合五子衍宗丸加鹿角霜 16g，紫河车 18g，缓缓图治。若出现面目浮肿偏

于阳虚者，可加肉苁蓉、巴戟天等。偏阴虚者加女贞子 16g、何首乌 16g。

【验案】金某，女，33 岁，已婚，工人。1996 年 2 月 6 日来医院就诊。患者停经 1 年余。

患者 18 岁月经初潮，周期 40 天。1993 年 12 月至今月经一直未来，曾在人民医院查尿人绒毛膜促性腺激素为阴性，盆腔 B 超示：子宫偏小，双附件正常。血中雌二醇偏低，催乳素、体温、卵泡刺激素、黄体生成素均在正常范围。曾服中药 3 个月治疗，没有达到满意效果。现感情神疲惫，腰酸乏力，食欲缺乏，大便偏干，2 日 1 次。妇科检查：子宫后位，偏小。患者舌质正常，苔薄，脉沉细无力。诊其为闭经（继发性闭经），证属肾虚精亏。患者先天禀赋不足，肾气虚萎，天癸晚至，故初潮晚；冲任不足，血海不能按时充盈，故周期延后，经量少，渐致闭经；肾虚，精血亏乏，故精神疲惫，腰酸乏力；肾精不足，故白带很少，大便偏干。治则填精温肾，调经养血。

服用上药 15 剂，感小腹隐痛，白带增多，月经来潮，但量少。继服 15 剂，月经正常。

☯ 益气养心汤 （张锡纯方）

【组成】当归 28g，黄芪 28g，桂心 28g，炙甘草 28g，陈皮 28g，白术 28g，人参 28g，白芍 90g，熟地黄 18g，五味子 18g，茯苓 18g，远志 16g。

【用法】水煎服，加生姜 3 片，大枣 2 枚。每日 1 剂，分 3 次温服。

【功效】养血补血，益气调经。适用于闭经，证属气血虚弱者。症见月经逐渐后延，量少，经色淡而质薄，继而停闭不行，头昏眼花，神疲肢倦，食欲缺乏，毛发不泽或易脱落，羸瘦萎黄，舌淡苔薄，脉沉缓或虚弱。

【方解】益气养心汤中人参为气分药，补气之力最强，能大补元气；当归为血分药，具有和血养血之功，二药相伍，气血双补，为君。黄芪、白术、茯苓、甘草益气补中；熟地黄、白芍活血益阴，为臣。五味

子安神养心；远志安神宁心，两者针对气血不足所致的心悸等心神不安症状；桂心温阳和营，振奋阳气，有助于诸补益之品功效的发挥；陈皮醒脾理气，防诸补药过于滋腻，共为佐使。全方补气生血养心，以益生发之气，阳生阴长，精充血旺，则经行如常，诸症自除。

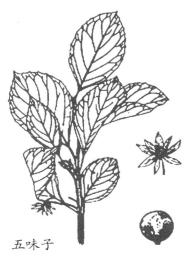

五味子

【加减】若月经过少者，去五味子，酌加丹参、水蛭、鸡血藤；若经行小腹隐痛，重用白芍、当归，酌加阿胶；若因产后大出血所致的经闭，除见血虚弱征象外，更见神情淡漠，阴道干涩，阴毛、性欲减退，腋毛脱落，生殖器官萎缩等症。此乃精血亏败，肾气虚惫，冲任虚衰之证，可加鹿茸、补骨脂、鹿角霜、紫河车等血肉有情之品，长期服用。

【按语】中医认为闭经由气血两虚而致。素体不足，或思虑、饮食损及脾胃，化源不足，气血两虚，以致血海空虚，冲任失养，不能按时满溢，故月经逐渐后延，量少色淡质薄，遂致月经停闭。头昏心悸，神疲肢倦等均为血虚不荣，气虚不布所致。治宜大补气血。

☯ 补气养血汤（陈荣富方）

【组成】白术、川芎各 11g，人参、白茯苓、当归、小茴香、熟地黄各 7g，甘草、柴胡、香附各 4g。

【用法】水煎服，加生姜 3 片。每日 1 剂，分 3 次温服。

【功效】行气调经，补气养血。适用于闭经，证属气血虚弱者。症见室女十七八岁，经脉不通，或阻百日，或半年，颜色有异，饮食少进，头痛目眩，四肢困倦，胁腹胀痛，恶心呕吐，舌淡苔薄，脉细弱。

【方解】补气养血汤方中人参、茯苓、白术、甘草益气健脾，脾胃气旺，则饮食增强，水谷得化精微而生成气血。白芍、当归、熟地黄、川芎滋阴活血，血足则脏腑四肢百骸得养，月经依时而下，头不痛，目

第十章　闭经

不眩，四肢有力。香附、柴胡、小茴香理气疏肝，止痛散寒，气顺则胃气不逆，则胁腹胀痛、恶心呕吐诸症消除。煎加生姜以止呕和胃，气血双补，补益之中又伍理气之品，使补而不滞，行而不伤，对气血亏虚而又夹气滞者最为适宜。

【加减】腹痛，加枳壳、干漆、益母草、延胡索；呕吐恶心，加良姜、苍术、砂仁；手足麻痹，恶寒，加肉桂。

【验案】田某，女，22岁，营业员，未婚。1992年11月20日来医院就诊。患者闭经1年余。于1990年7月8日因出差外地，突闻家人去世，惊袭之下，情绪极度不安，适值经期，经水1日即净。从此以后，月经停闭不来，伴头晕心烦易怒，夜寐不安，失眠多梦，纳谷不香，口干苦，食欲缺乏，神萎力乏，反应迟钝，健忘，大便干结，2～3日一行。舌红苔薄，脉虚细数。病属肝血肾精不足，以致血不养心。

上药服15剂，月经于11月27日来潮，量极少，见红即止，睡眠好转，头晕头痛亦轻，精神转佳，苔薄脉细。前方中加怀小麦28g，大枣3枚，继服15剂。以后门诊随访，月经渐趋正常，28～30日一行，量较前增多，5天经净。

【按语】闭经由脾胃气血虚弱，误食生冷形成，由于过食生冷，损伤脾胃，导致气血化生不足，血海空虚，冲任不充，气血不下而致闭经；脾失健运，胃气不降，则饮食少进，四肢困倦；血虚不荣，则肌肤颜色有异；血虚肝失所养，肝郁气滞，故胁腹胀痛，恶心呕吐。舌淡苔薄，脉细弱均为气血亏虚之象。治则补益气血，行气调经。

☯ 大黄丹（赵恩俭方）

【组成】大黄（研为末，醋500ml，文火熬成膏）120g，当归60g，白芍60g。

【用法】将药研为末，过筛以膏为丸，如梧桐子大小。每次5丸，食前淡醋汤送服，每日3次。燥热者，以柴胡饮子相掺服之。

【功效】脉数涩者，用于经闭。适用于痛经。

【方解】方中当归养既耗之血，白芍敛热伤之阴，大黄净汁，熬膏

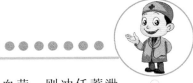

入药，丸服。醋以引之入肝，饮以漱之和胃，使热化血荣，则冲任蓄泄有权，经闭自愈。

【加减】如月经不调者，加入干漆（炒焦用）7g，没药16g，硇砂（研）7g，肉桂6g，斑蝥（去头足，炒热用）7g。

【验案】宋某，女，44岁，教师。2006年10月12日来医院就诊。患者因工作紧张，压力大，致闭经半年。现自觉乏力、神疲、体倦、咽干、睡眠不实。舌淡、脉细缓。在西医妇科检查无异常。诊其为闭经（继发性闭经），中医证属肝郁脾虚。患者身体较弱，以往月经量少，色暗。今年因工作紧张致使肝郁脾虚，脾为后天之本，气血生化之源，脾气虚，经血生化乏源而闭经。肝藏血，肝郁血亏，阴虚致血少，血燥生热，致使口干，神乏，倦怠乏力；阴血不足，心神失养，睡眠不实。服上药10剂，隔日服。

药后，11月11日月经来潮，量不多，带经2天，色暗。脉平缓、舌淡。此为气血不足，故月经量少。治则气血双补，加党参7g，大枣4个，枸杞子14g，麦冬14g，炙黄芪16g。12剂，隔日服。服后即愈，无复发。

☯ 升阳解郁汤（王正公方）

【组成】山药50g，白术50g，人参14g，白芍14g，车前子（布包）14g，苍术14g，甘草6g，陈皮14g，荆芥穗4g，柴胡4g。

【用法】8剂，水煎服。将药放入凉水中浸泡半小时，水煎2次，每次30分钟，混合，早、晚空腹温服，每日1剂。

【功效】理气疏肝，健脾燥湿。适用于闭经。

【验案】张某，女，23岁，技术人员。2006年2月19日来医院就诊。患者月经错后5年，闭经6个月。

5年以来，患者月经错后，开始为3个月1次，以后到4个月月经仍不来潮，应用西药后月经来潮1次，到第5个月，又用黄体酮月经又来潮。其后虽用黄体酮治疗至今已6个月，月经仍未来潮。其他皆健康。中医观其：舌苔薄白，诊脉沉缓。诊其为：脾虚湿郁、升降失职闭经（子宫内膜增生症）。此缓脉者脾虚湿盛也，沉脉者气郁也，脾虚则致化血无源，气滞湿阻，则血不得行，故见月经错后，直至闭经，证属脾虚湿郁。服上药后，在未用黄体酮的情况下月经按期来潮。察其：舌苔薄白，脉沉缓。继服上方 7 剂。2006 年 6 月 26 日，患者诉：3 个月来，在未用黄体酮的情况下，每月均按期来潮。

【按语】中医认为闭经一证临床以虚者多见。从临床治疗过程看，本例除闭经外，很少具有虚证的表现，故治者处方用药多从活血论治，即使间有补益治之者，化痰除湿者，不见疗效。今应用解郁汤治疗，源如《黄帝内经》所云："出入废则神机化灭，升降息则气立降危。故非出入则无以生长壮老已；非升降，则无以生长化收藏。"而治者则多补之有余而升降不足，此前医之用补益无效者，恐在于此。

温补肾阳汤（王鹏飞方）

【组成】熟附子 11g，菟丝子、枸杞子、熟地黄、淫羊藿各 16g，巴戟天 14g，当归 11g，党参 14g，炙甘草 6g。

【用法】水煎服，每日 1 剂。每剂煎 2 次，过滤去药渣，得药液约 400ml，分早、晚 2 次服。25 天为 1 个疗程，需要 7 个疗程的调护。

【功效】温阳补肾。症见月经由稀少而逐渐闭止；或素未来经，带下极少而致阴道干涩；或见身体发育差，子宫幼小，面色晦暗、眼眶黑或面额有暗斑，四肢不温，小腹空冷，舌淡暗，脉沉细。

【方解】温补肾阳汤方中菟丝子、熟地黄滋肾养阳；熟附子、淫羊藿、巴戟天温肾壮阳；当归、枸杞子益肝养血；党参、炙甘草补气健脾。全方既兼顾了肾、肝、脾三脏，又在益阴的基础上重点温补肾阳，使真阴生而真阳长。

【验案】钱某，女，25 岁，教师，未婚。2006 年 5 月 19 日来医院就诊。经阻半年。

患者 14 岁初潮，周期 31 天，经期 6 天，2005 年 10 月 22 日。近年来月经常闭，曾服中药，症见好转。恶寒，四肢乏力，易感疲劳，惧冷怕寒，腰酸疲惫。常感小腹胀，带下量少，兹经阻 2 个月。基础体温单

妇科病 传承老药方

相，舌质偏红，脉细。诊其为闭经（继发性闭经），证属肾气不足，致冲任失调，治则育肾调经。

用上药 18 剂，周身感暖，经至，行不畅，3 天许净，兹无所苦，带下不多。加怀牛膝、鹿角胶各 14g，继服 26 剂，月经至，量正常。后每月行经皆正常。

☯ 温阳通经方（吕奎杰方）

【组成】白芍 11g，当归、熟地黄、菟丝子、巴戟天、淫羊藿、鹿角片各 16g，川芎 14g。

【用法】每日 1 剂，水煎服。每天 2 次，早、晚分服。

【功效】温肾养血。用于闭经。

【加减】若届经前者，可选加泽兰、丹参、益母草、桃仁、炮姜、牛膝、桂枝等温阳通经药。无论经前经后，切莫忘理脾，可选加茯苓、泽泻、焦楂曲、砂仁等，若伴有肝气不调者可选用橘叶、郁金等。

【验案】李某，女，25 岁，营业员，已婚。1999 年 8 月 29 日来医院就诊。患者自月经初潮以来，经常延后或闭经，每 3 个月至半年一至。此次因闭经半年，经注黄体酮后于 7 月 16 日来潮，量极少，色淡红，伴腰痛，4 天净。平时常感头昏，腰酸，神疲力乏，面色萎黄，失眠多梦，舌质淡、苔薄白，脉细。中医诊断：继发性闭经。辨证：肾虚血少。治法：养血温肾。方药：当归、淫羊藿、巴戟天、熟地黄、菟丝子、鹿角片、锁阳、山药、焦楂曲、茯苓各 16g，白芍 11g，川芎、广木香各 14g，甘草 6g。7 剂，水煎服。二诊：服上方后精神明显好转。现已届经前，拟养血温肾，佐活血通经为治。方药：当归、菟丝子、淫羊藿、熟地黄、巴戟天、鹿角片、泽兰、桃仁、牛膝各 16g，白芍 11g，川芎、广木香各 14g，甘草 6g。上方进 20 剂后于 9 月 4 日来潮，量较少，无明显腹痛，腰不酸。经后仍以养血温肾为治。于 10 月 16 日月经按时来潮，量较以往明显增多，4 天净。经后再服 10 剂以巩固疗效。停药后连至 2 次正常月经，于今年元月如愿怀孕。

【按语】中医认为，温阳通经是治疗闭经的重要法则。肾气有肾阴、肾阳两个方面，肾中精气内所含真阴真阳是机体之本。肾阴和肾阳分别代表肾的生理功能活动中的寒和热、静和动、降和升、入和出等。它们有相互对立、相互制约、相互协调的作用，从而维持人体肾的生理功能。无论是外感或是内伤，一旦破坏了这种规律，就会出现肾阴亏虚与肾阳不足，继而导致闭经。女性月经初潮应至而未至为原发性闭经，潮后复闭为继发性闭经。多伴有形寒肢冷，腰酸腿软，性欲偏低，夜尿量多，舌质淡或胖嫩，苔薄白或光剥，脉沉细或细涩等。同时，妇女以血为本，肾气足，血海充，月经则能应时而下。因此，温阳通经法应贯穿于治疗闭经病的全过程。

☯ 柔肝养血方（贾彩肖方）

【组成】熟地黄 11g，生地黄 11g，当归 7g，白芍 7g，制何首乌 7g，女贞子 7g，制黄精 11g，红花 4.6g，茺蔚子 7g，柏子仁 7g，潞党参 11g。

【用法】水煎服，每日 1 剂。每日 2 次，早、晚各 1 次。

【功效】养血柔肝，调补冲任。适用于：营血不足，冲任亏损而经闭不通，眩晕心悸，体弱瘦羸，烦热神疲，面色无华，脉细或虚。

【方解】中医认为，血藏受于肝，肝为血海，冲任之主。中医大师刘完素谓："肝伤则血涸，脾胃相传，大脱其血，目眩心烦，故月事不来。"方中以四物汤去香燥之川芎，柔肝养营，调经活血；加女

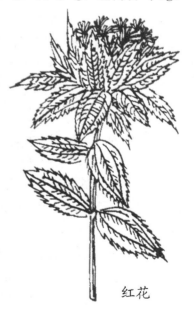

红花

贞子、何首乌滋补肝肾，益精补髓，以精能化血；何首乌养血益精之功较显，相传明世宗服用以何首乌为主的七宝美须丹，而连生皇子，遂何首乌备受青睐；女贞子性味甘平，少阴之精，隆冬不凋，其色青黑，补肾益肝，乌发强阴，李时珍称为"上品妙药"；加黄精、潞党参补益脾

气，振兴中州，以资化源，而益气养血；加柏子补气心安神，使心气下通；再配红花、茺蔚子养血活血，补益冲任。全方能益上荣下，养心安神，益精补气，调经养血，五脏既满，血海得充，而经能应期矣。

【加减】血不养肝，头目胀痛，加枸杞子 7g，绿豆衣 7g，夜明砂（包煎）7g；心悸少寐，去何首乌，加合欢花 7g，朱茯神 7g，首乌藤 11g；烦热盗汗，加地骨皮 7g，炙鳖甲 7g，酸枣仁 7g；血虚指麻，加秦艽 6g，鸡血藤 11g。

☯ 育肾培元方（蔡慎初方）

【组成】当归 7g，熟地黄 11g，龟甲 7g，鹿角霜 7g，肉苁蓉 7g，巴戟天肉 7g，人参 4g，白茯苓 11g，红花 4.6g。

【用法】水煎服，每日 1 剂。每日 2 次分服，饭后服。

【功效】培元育肾，温补冲任。适用于肾气不足，冲任虚损而致闭经，腰脊酸楚，心悸恍惚。脉沉微细。

【方解】张景岳曰："经病多起心、肺、肝、脾四脏，及其甚也则四脏相移，必归脾肾。"所以治疗闭经"必计所归而专固其本"。叶天士谓："下焦阴阳宜潜宜固，填实精气以固其下。"方中龟甲为介虫之长，阴物之至灵；鹿角乃阴中之阳，遇夏至即解，有纯阳之性，两者皆血肉有情之品，味最纯厚，强补精血，所谓"补之以其类也"。李时珍谓："龟鹿皆灵而寿，龟首常藏向腹，能通任脉，故取其甲以补肾、补心、补血，以养阴也。鹿首常返向尾，能通督脉，故取其角以补命、补精、补气，以养阳也。"人参大补元气，以资中州生化之源；熟地黄、肉苁蓉、巴戟天肉皆入肾经血分，滋精养髓，以补下元水火，水足则能以济火，火旺则土强健运；茯苓益肾健脾、渗湿泄热，以平调水火；加当归、红花活血养血，通调冲任。全方为血气阴阳交补之剂，使肾气得充，精气和调，冲任得养，血海渐盈而经期可复。

【加减】小腹冷痛，加淡吴茱萸 4g，煨木香 4g，紫石英 7g。面目浮肿，加胡芦巴 7g，生黄芪 7g，炒白术 7g。五更泄泻，去肉苁蓉，加补骨脂 7g，淡附块 7g。小便不禁，加煨益智仁 4.6g，潼蒺藜 7g。眩晕

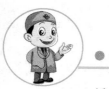

心悸，加柏子仁 7g，珍珠母 16g，潞党参 11g。腰酸似折，加杜仲 7g，狗脊 7g，石楠叶 7g。纳谷不馨，加青皮 4.6g，陈皮 4.6g，玫瑰花 2g。痰涎壅滞，加法半夏 6g，制胆南星 4.6g，白芥子 4g。

☯ 益肾强精方（张中贵方）

【组成】当归 7g，熟地黄 11g，白芍 7g，枸杞子 7g，肉苁蓉 7g，制何首乌 7g，鹿角霜 7g，炙黄芪 11g，核桃肉 7g，紫河车 7g，炮山甲 7g。

【用方】水煎服，每日 1 剂。每日 2 次，早、晚分服。

【功效】强精益肾，滋补冲任。适用于产期出血过多，继发闭经，形体羸瘦，腰酸神倦，畏寒肢青，心悸健忘，眩晕纳少，性欲低下，毛发易落，脉细无力等。

【方解】《黄帝内经》曰："形不足者温之以气，精不足者补之以味。"方用四物去川芎之辛燥，以养营滋血，调经行血；鹿角、紫河车、炮山甲皆血肉有情之品，味最纯厚，紫河车为生人造命之本，用之以补先天，鹿角能通督入肾经血分，以固精益髓，炮山甲走窜行散，无所不达，且能载峻补之剂，直达病所；枸杞子、制何首乌、核桃仁补五脏之阴血，补精健脑；黄芪补气疗虚，以资后天，使之阳生阴长。本方重在补肾益髓，以培本元，功专滋精养血，以充血海。

【加减】眩晕少寐，加煅龙骨 16g，煅牡蛎 16g，龙眼肉 7g，朱茯神 7g；纳谷不馨，加陈皮 4.6g，玫瑰花 2g；气虚甚，加潞党参 11g，制黄精 7g；肾阳虚衰，加淡附块 7g，淫羊藿 11g，仙茅 7g。

☯ 养血益阴方（薛伯寿方）

【组成】白芍 7g，当归 7g，川芎 4g，熟地黄 11g，覆盆子 7g，菟丝子 7g，五味子 7g，车前子 7g，牛膝 11g，枸杞子 16g，仙茅 7g，淫羊藿 11g。

【用法】水煎服，每日 1 剂。每日 2 次，早、晚各 1 次。

【功效】补肾生精，养血益阴。用于血虚肾亏所引起的经闭，或席汉综合征。

【方解】本方用五子衍宗丸补肾气，其中菟丝子味苦平，补肾，益精补髓；覆盆子性甘酸微温，涩精固肾；枸杞子味甘酸化阴，能补肾阴；五味子五味俱备，入五脏大补五脏之气，因其入肾故补肾之力更强；车前子性寒，有下降利窍之功，且能泄肾浊补肾阴而生精。配合仙茅、淫羊藿以壮阳补肾。五子与二仙合用的目的是既补肾阳又补肾阴。补肾阳能鼓动肾气，补肾阴能增加精液。肾气充实，肾精丰满，则可使毛发生长，阴道分泌物增多，性欲增加，月经复来。临床观察其有促进排卵的功能，肾气及精液充足，督脉充盈，脑髓得以濡养，脑健则可使记忆力增强，精力充沛。

本方专治血虚肾亏所引起的闭经，或产后大出血所引起的席汉综合征。此类患者表现为精神疲惫、腋毛及阴毛脱落、生殖器官萎缩、闭经、性欲减退、阴道分泌物减少及乳房萎缩等症状。根据中医观点认为：此类证候，均为产后大出血伤肾、伤血所引起。由于肾藏精，主生长、发育、生殖功能。若肾气虚，则毛发脱落，性欲减退。若肾阴虚，则肾精减少，月经闭止，阴道分泌物减少。肾虚督脉空虚不能濡养脑髓，故记忆力减退，精神疲惫。另外，与四物汤合方可加强养血益阴之效，再加牛膝能补肾通经。本方的功能不在于通而在于补。肾气充、肾精足，经水有源，则月经自复。若为产后气血极度虚弱，可加人参、黄芪以补气，称为参芪四二五合方。此乃以补气之法，增强补血之效，以气带血，同时又能加强补肾的功能。

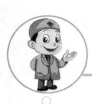

第十一章
更年期综合征

       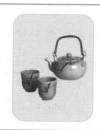

六味地黄丸（李秀云方）

【组成】山茱萸肉 11g，熟地黄 24g，山药 11g，牡丹皮 7g，泽泻 7g，茯苓 7g。

【用法】将药研末，过滤去渣，炼蜜为丸。6～7g/次，温水服下，亦可作汤剂水煎服。

【功效】滋肝补肾。适用于绝经前后诸证属阴虚有热者。症见经断前后，烘热汗出，头晕耳鸣，五心烦热，口燥咽干，腰膝酸软，月经紊乱，量少，舌红，苔少，脉细数。

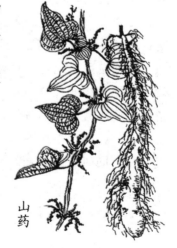

山药

【方解】六味地黄丸方中熟地黄性甘温味厚，滋肾壮阴，益精髓，重用为君药。肝肾同源，故以酸温入肝之山茱萸，滋肾养肝；肾为先天，脾为后天，故以甘平入脾之山药，滋肾健脾，为臣药。君臣相配，肝、脾、肾三阴并补，而重在滋补肾阴。泽泻、牡丹皮清泄肾火，降浊泻肾，既可平抑肾阴亏虚所致之虚热，又可令熟地黄滋补无腻滞之虞，山茱萸温涩无助热之弊；茯苓淡渗脾湿，助山药补脾，共为佐药。全方补中有泻，寓泻于补，以泻助补，补而不滞，但以补为主。

本方治证系由肾阴亏虚，虚热内生所致。经断前后，天癸渐竭，肾阴不足，精血衰少。素体阴虚，或多产房劳者，数脱于血，以致肝肾不足，髓海失养，故头晕耳鸣；腰为肾府，肾之精亏血少，故腰膝酸软；肾阴不足，阴不维阳，虚阳上越，故烘热汗出；水亏不能上制心火，心神不宁，故失眠多梦；肾阴不足，阴虚内热，津液不足，故五心烦热，口燥咽干；肾虚天癸渐竭，冲任失调，血海蓄溢失常，故月经紊乱，量少。舌红苔少，脉细数，亦阴虚内热之象。治宜滋阴补肾。

【加减】经断前后，烘热汗出，头晕耳鸣，五心烦热，舌红，苔少，脉细数。

虚火亢盛者，加知母、夏枯草、黄柏以泄热降火；两眼干涩、昏花，视物模糊者，加枸杞子、当归、菊花以明目养肝；若头晕目眩者，加石决明、南沙参、夏枯草以滋阴潜阳；心悸失眠者，加酸枣仁、百合以养血安神。

【验案】陈某，女，53岁，环卫工人。2007年7月17日来医院就诊。患者头晕反复发作4年，加重2周。就诊时自诉头晕，耳鸣，反复发作4年，无恶心呕吐，多次诊治症状反复无常，时轻时重，遂来就诊。中医症见：头晕耳鸣，周身发热，无头痛，无恶心呕吐，眠可，饮食二便正常。舌质红，舌苔白，脉细弦。诊其为绝经前后诸证（围绝经期综合征）；证属心肾不交。治则补肾养阴，交通心肾，平肝潜阳，方拟六味地黄丸。

用上药月余，诸症皆无。

☯ 山药肾气丸（陆继宏方）

【组成】山药64g，生地黄128g，山茱萸64g，茯苓48g，泽泻48g，牡丹皮48g，桂枝、附子（炮）各16g。

【用法】将药研末，过滤去渣，炼蜜为丸，如梧桐子大。每次15丸，用酒送服，加至20丸；每日2次。

【功效】温补肾气。用于肾气不足，肢体畏寒，腰酸腿软，小便不利或频数，尺脉沉细，舌质淡胖；或痰饮喘咳，水肿脚气，消渴，久泻。现用于糖尿病、甲状腺功能低下、慢性胃炎、肾上腺皮质功能减退及支气管哮喘等属肾气不足者。

【方解】山药肾气丸方中生地黄、山茱萸补肾益阴而摄精气；山药、茯苓健脾化湿；泽泻泄肾中水邪，牡丹皮清肝胆相火；桂枝、附子温补命门真火。诸药合用，共成温补肾气之效。

【验案】贾某，女，50岁，环卫工人。半年来经常烦躁，情绪低落，夜间失眠多梦，常梦魇缠身，伴头昏，体乏无力，精神不振，惧寒怕冷，腰脊酸痛，纳谷不香，月经时多时少，行无定期，质稀有紫块，舌淡，舌苔薄白，脉沉细。曾用逍遥散、甘麦大枣汤等疗效不显。辨证属阴阳俱虚。方用熟地黄、山药各18g，牡丹皮16g，茯苓、泽泻各14g，山茱萸11g，附子（先煎）18g，肉桂末（冲）4g。服药18剂，诸证消失而愈。

☯ 双子补阳汤 （金东明方）

【组成】山茱萸14g，熟地黄18g，枸杞子14g，山药14g，炙甘草7g，杜仲10g，菟丝子14g，当归16g，巴戟天14g，仙茅6g，淫羊藿14g，盐黄柏4g，盐知母4g。

【用法】水煎服，每日1剂，分2次服。连服4～6剂。

【功效】扶阳温肾，佐以温中健脾。用于更年期综合征，属肾阳虚衰者。症见面色晦暗，形寒肢冷，精神萎靡，腰膝酸软，纳呆腹胀，大便溏薄，或经行量多，或崩中暴下，色淡或暗，有块，面浮肢肿，夜尿多或尿频失禁，或带下清稀，舌质淡、胖嫩、边有齿印，舌苔薄白，脉沉细无力。

【方解】双子补阳汤系右归饮与二仙汤加减化裁而成，意在培肾补阳，益火之源。方中熟地黄滋肾填精，阴中求阳；山茱萸、枸杞子滋肝养肾；山药、甘草和中健脾；菟丝子、淫羊藿补肝强肾，强筋壮骨；巴戟天长于温补肾阳，走血分，有温而不燥、补而不滞之特点；仙茅为强肾壮阳之峻品，补命门而兴阳气，温脾阳而促运化，但本品有毒，只宜少服，不可量大久用；用当归一味，调经养血；用少量盐炒知母、黄柏，意在预防补阳太多，相火亢盛之弊。全方共奏补阳温肾之效。

【加减】寒重者，酌加制附子、高良姜、肉桂；水肿者，酌加大腹皮、茯苓皮、泽泻；便溏者，减熟地黄分量，酌加炮姜、苍术、砂仁；腰脊关节冷痛较甚者，酌加防己；小便量多及夜尿甚者，酌加益智仁、覆盆子、桑螵蛸；小腹冷，月经推迟，色淡或黑者，酌加炮姜、炒艾叶、阿胶（烊化）、肉桂；兼有瘀块者，酌加牡丹皮、红花、紫草等。

☯ 健脾安神膏（丰荣胜方）

【组成】党参28g，黄芪60g，沙参60g，生地黄60g，当归60g，赤芍60g，白芍60g，川芎60g，阿胶28g，黄芩18g，川黄连14g，女贞子28g，墨旱莲60g，金樱子60g，五味子60g，远志肉28g，生牡蛎80g，珍珠母80g，焦麦芽60g，鸡内金60g，桑椹60g，鲜葡萄2.5kg，鲜苹果4kg（切片），蜂蜜150g、冰糖60g。

【用法】将药除阿胶外同入锅中，煎煮3小时，去药渣，放小火上浓缩，加鲜葡萄和鲜苹果，再煎，再去净渣，加蜂蜜150g，冰糖50g，徐徐收膏同时将阿胶化于膏内，以滴水成珠为度，贮于瓶中。每日早、晚各服1匙，温水化服。

【功效】安神健脾，养血宁心。用于更年期而致心脾两虚的失眠症，或伴见脾虚食滞者，可见心悸健忘，纳食欠佳，肢倦神疲，面色少华，大便秘结，舌淡，脉细弱。

【方解】健脾安神膏方中黄芪、党参益气健脾；女贞子、金樱子、墨旱莲、桑椹、五味子滋肝补肾，以达滋补心阴之效，此即"虚则补其母"。当归、川芎、赤芍、白芍、阿胶养血；生牡蛎、珍珠母重镇安神；生地黄、沙参、鲜葡萄、鲜苹果、蜂蜜生津增液，濡润大肠，对老年血虚便秘之人，尤为适宜。"胃不和则卧不安"，方中又在大量滋补药中加入焦麦芽、鸡内金、黄连、远志、黄芩，一则可防补药滋腻碍胃；二则可消胃中积滞，疏理肠腑。全方有安神健脾、宁心养血之功。对用脑过度、失眠、食欲不佳、大便秘结的患者颇有效验。

【加减】如素有肺虚，燥热咳嗽，或血虚便秘者，加川贝母28g，麦冬 28g，玉竹 28g；痔疮，便血者，加丹参 28g，炒地榆 60g，干荷叶 28g，炒槐花 60g；燥热干咳，舌瘦干红者，加款冬花 60g，桑白皮 60g，地骨皮 60g，紫菀 28g；如遇感冒及其他疾病发生，应立即停服此药，以免留邪。

【验案】吴某，女，58 岁，退休人员。1996 年 3 月 8 日来医院就诊。患者烦躁，潮热，伴夜寐不佳 1 年余。情绪急躁，潮热，伴失眠多梦年余。2 年前月经开始紊乱，近半年月经已绝。曾在外院查血清卵泡刺激素 68.5U/L，血浆雌二醇（E_2）130.98μmol/ml。确诊为围绝经期综合征。症见，舌淡红中裂，苔薄，脉沉细。诊其为绝经前后诸证（围绝经期综合征），证属血瘀肾虚。治则滋肾活血，潜阳平肝，方拟健脾安神膏。

经回访，患者用药 15 天，每晚已能安然睡眠 8 个小时。

☯ 生脉散合四物汤（关幼波方）

【组成】五味子 14g，北沙参 28g，麦冬 16g，生地黄 14g，白芍 18g，当归 14g，川芎 14g，香附子 14g，白术 14g，白蔻仁 6g，生石决明 28g。

【用法】水煎，每日 1 剂，分 2 次服，早、晚各 1 次，3 周为 1 个疗程。

【功效】柔肝滋阴养血。适用于更年期综合征。

【验案】唐某，女，53 岁，环卫工人，近两年来经常周身窜痛，经期头痛，时有心悸不安，失眠多梦，头晕头胀，心烦，精神差，月经正常，经多处诊治调理不愈。患者舌红，苔薄白，脉

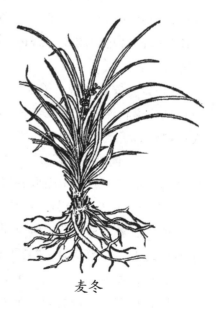

麦冬

沉。辨证：肝肾两虚，心失所养，证属肝虚血弱。服上药 7 剂。

复诊：症状明显改善，周身窜痛好转，经期头痛明显减轻，睡眠已

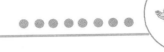

安、心烦、心悸减轻又在上方基础上加减服用 15 剂，诸症均消。

【按语】关幼波是全国著名老中医，不仅擅长治疗肝病，被誉为"肝病克星"，而且对各种疑难杂病的治疗造诣颇深。关老在辨证用药方面有其独到之处，尤善于治疗疑难杂症、久治不愈的沉疴。妇女更年期综合征患者症状较多，且较杂乱，不易辨证，关老认为此类患者源于肝肾阴虚。阴血两虚，血不荣筋，则出现周身走痛。月经期阴血更伤，血海更亏，血虚不养脑，则出现经期头痛，血不养心则时有心悸不安、失眠，治以滋阴养血，柔肝荣筋，方用四物汤滋阴养血，生脉散补心之气阴。关老认为"心生血"，所以用生脉散可以补心之气阴加强养血补血之功，人参改用北沙参取加减生脉饮之意，加强养阴之力。对此患者关老不由疏肝理气、平肝降逆入手，而从滋补肝肾、养血柔筋立法，体现了关老"治病求本"、善用补法的学术思想。

关老使用生脉散合四物汤加减治疗更年期综合征，疗效颇佳。生脉散出自《千金要方》，补气生津，治热伤元气，气短、倦怠、口渴、多汗、肺虚而咳，为治疗气阴两伤之剂，多用于肺、心两经气阴两伤之证。四物汤出自《和剂局方》，用于一切血虚、血滞诸症，如月经不调、经闭、痛经、崩漏、带下、面色无华、唇爪苍白、肌肤干燥、毛发枯黄等。临床上关老运用两方治疗阴虚血虚之证，滋阴养血，同时可以补气生津，使气血充足。

☯ 贴脐方（王静安方）

【组成】五倍子、五味子、何首乌、酸枣仁各等份，共研细末，装瓶中密封备用。

【用法】脐部用 75％乙醇消毒后，根据脐部凹陷浅深大小不同，取药粉 6～14g 用 75％乙醇调成糊状，贴于脐上，药糊可稍大于脐，敷药直径为 2～3cm，药上覆盖塑料薄膜，然后用胶布固定，胶布过敏者用纱布外敷后用布带系于腰部固定。24 小时换药一次，10 次为 1 疗程。

【功效】调冲任、滋肾阴、益精血。适用于更年期综合征。

【方解】贴脐方所选药物五味子滋肾敛肺、生津敛汗；五倍子敛肺固精、敛汗；何首乌补精益血；酸枣仁养心补阴、敛汗。合用有良好的止汗作用。将上药敷脐，既有药物对穴位的刺激作用，又有药物本身的治疗作用，可收药效穴效双重之功。从中医医学观点看，药物敷脐可能通过神经体液的调节作用，调节了神经、内分泌和免疫系统功能，从而起到止汗的作用。

【验案】徐某，女，54岁，售票员，潮热汗出2年余。患者15年前无明显诱因出现阵发性汗出，每日2～3次，以头额部为著。近一年多来每日汗出10余次，先有烘热，继而汗出，头面及颈胸部明显，每次几分钟，汗过身凉，且伴有心烦、心悸、多梦、失眠、烦躁易怒。月经数月一至，量少色黑红，舌红，脉细数。心电图检查正常，曾服中西药治疗无效。用上法治疗1个疗程而痊愈。

【按语】中医《素问·上古天真论》云："女子，……七七任脉虚，太冲脉衰，天癸竭。"天癸将竭，是指肾之阴精不足，阴不维阳，虚阳外越则潮热汗出。根据妇女的生理特点，可知此阶段的潮热汗出是因肾之阴精不足所致。肚脐为神阙所居之处，位居任脉之上，任脉为阴脉之海，有总任全身阴经脉气之作用，既有回阳救逆、固本培元、固脱益气之功，又有滋肾阴、调冲任、益精血之功；它既与十二经脉相连，也与十二脏腑和全身相通。根据经脉所通，适用所及的原则，刺激神阙穴对全身可起调节作用，从而达到"阴平阳秘"的目的。

医学研究证明，脐为腹壁最后关闭处，具有皮肤菲薄、敏感度高、含有大量的微血管、渗透性强、吸收快等特点，故敷药易吸收起效。中医运用中药敷脐的方法治疗妇女更年期潮热汗出，操作简单，无毒副作用，经济，无痛苦，病人乐于接受，疗效满意。

☯ 养肝息风方（何炎方）

【组成】陈皮、半夏、甘草各14g，党参、白术、茯苓各16g，黄芪、酸枣仁各24g，天麻、白芍、菊花、石斛、白蒺藜各11g，防风、阿胶（烊化）各6g。

【用法】水煎，每日2次，每日1剂，早、晚分服。

【功效】 益气健脾，养肝熄风。适用于更年期综合征。

【加减】 如心烦易怒，胸中烦热，头晕目眩，口苦恶心者，可酌加焦山栀子、如母、黄芩、白蒺藜、菊花等；若心悸失眠，烘热自汗，精神紧张，可酌加远志、石菖蒲、黄芩、合欢皮、酸枣仁等；若烦躁不安，可酌加胆南星、郁金、石菖蒲、磁石等；若大便干燥，可酌加火麻仁、大黄、郁李仁等。此外，本病若属肝郁化火者，魏氏习用丹栀逍遥散收功，若为气、血、痰、火、食、湿郁滞者，魏氏则用越鞠丸（汤）加郁金、木香、枳壳、青皮宣气解郁。

【验案】 金某，女，50 岁，教师。1984 年 6 月 10 日来医院就诊。患者自诉头晕目眩，脘满纳呆，精神不振已近 3 个月。近几天来加重，时有头痛、乏力、心悸气短，失眠健忘，自汗，有时肉瞤筋惕之感；月经先后不定期，量时多时少，已 1 年余；颜面虚浮少华，脉沉细弱，舌淡红，苔薄白。证属气血两虚，肝风内动。

二诊：上方服 5 剂后，头已不痛，食欲有增，但仍觉脘微痛，脉沉细，舌苔薄白。继用上方去黄芪，加砂仁 6g，服 5 剂。

三诊：仍觉有时心悸，夜寐欠佳，余症消失，恢复如常，脉细，苔薄白。嘱其早服六味地黄丸，晚服归脾丸，以善其后。

【按语】 中医称胆居六腑之首，又为奇恒之腑。本病因郁而致者，其主要原因是气机不畅，虽郁证多在于肝，但肝气的外泄与胆的静宁密切相关。另外，据《黄帝内经》所言：“六七，三阳脉衰上，面始焦，发如白；七七任脉虚，太冲脉衰少，天癸竭，地道不通，故形坏而无子也”，可见妇女生理功能衰退的过程是以阳明胃脉气血衰弱为主的，尔后才出现冲任二脉之虚衰，天癸之渐竭。且胃为阳土，胆为阳木，冲脉上隶阳明经，下连肝肾，随着女性生理衰老的过程，阳明胃脉衰弱，脏腑功能失调，必然影响胆木之气的清静。故绝经期前后诸证，从临床表现来看，其意符合养肝息风汤之理，临证若能灵活应用清胆除烦之法，以养肝息风汤适当加减，可获殊效。

☯ 肝肾阴虚汤（李清太方）

【组成】 牡蛎 28g，百合（后下）50g，龙骨 28g，煅龟甲 16g，阿胶（烊化）14g。

【用法】水煎服，每日1剂，每日2次分早、晚服用。

【功效】适用于围绝经期综合征，证属肝肾阴虚者。其症见：头晕目眩，耳鸣，心烦易怒，胸胁胀满，五心烦热，面部潮红，腰膝酸痛，心悸失眠，口苦咽干，便秘，小溲赤痛，月经周期紊乱、量少色红，舌质红少苔或无苔，脉象弦细或细数。

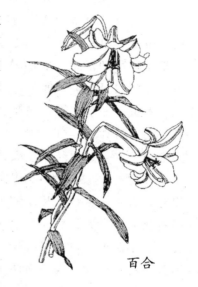

百合

【方解】中医称绝经前后诸证，主要是肾气衰弱，冲任虚损所致，根据证候，分肾阴虚、肾阳虚，对肾阴虚患者采用本方治疗。百合有安神清心作用，龙骨、牡蛎平肝潜阳、安神镇静、散结软坚，对阴虚阳亢所致烦躁不安、心悸失眠、头晕耳鸣有较好效果；龟甲潜阳滋阴、健骨益智、养血补心，阿胶止血补血、滋阴。全方共奏滋养肾阴，佐以潜阳之功效。经过80例临床观察收到良好的效果。

【加减】经血不止加藕节、地榆、三七；心悸怔忡或情志失常重者可加枣仁、远志、首乌藤。

【验案】蔡某，女，57岁。退休工人，1996年3月20日来医院就诊。患者自述近半年头晕耳鸣，精神异常，烦躁、易怒、失眠、多梦、手足发热、面色潮红、口干、大便干、尿黄，月经周期延长，经量少色红。曾用谷维素、安定治疗效果不佳，舌质红，苔少，脉弦细略数。证候分析：肾阴不足，水不养肝，肝火上逆，故忧郁、易怒、面红、烦热、多汗；髓海空虚，则耳鸣头晕；肾水不能上济心火，心肾不交，见失眠多梦；阴虚内热，故便秘、口干、尿短赤；舌红少苔，脉细数为阴虚之象。处以上方5剂，水煎服。第二诊（3月23日）：服药后烦躁潮热发作次数减少，忧郁症状消失，有笑声，舌渐润，睡眠好，脉象同前，继服原方5剂，水煎服。第三诊（3月28日）：服6剂药后症状基本消失，要求再服5剂巩固，予原方3剂，水煎服。之后继续以原方巩

妇科病 传承老药方

固治疗，至病人痊愈。

【按语】此方是大连市中医医院自拟方。女性在绝经前后，"任脉虚，太冲脉衰少，天癸竭"以致停经。从西医理论讲是生殖器官逐渐萎缩，生殖功能逐渐衰退的一个过程。在这个时期，出现心情烦躁、易怒、耳鸣心悸、情志失常、阵发性面潮红等证候，西医称为更年期症候群（现称为围绝经期综合征）。在治疗手段上采用更年康、谷维素、安定等，效果不佳且副反应较多，而运用中医治疗常会取得较好的疗效。

☯ 调节阴阳汤（蒋长运方）

【组成】枸杞子、山药各18g，熟地黄26g，制何首乌16g，白蒺藜11g，山茱萸、茯苓、黄芪、当归、鹿角胶各14g。

【用法】水煎服，每日1剂，每天2次分早、晚服用。15天为1个疗程。

【功效】适用于围绝经期综合征，证属肾阴虚者。其症见：眩晕耳鸣，失眠多梦，心悸而烦，潮热多汗，腰膝酸软，舌红少苔，脉细数。

【方解】调节阴阳汤方中熟地黄、枸杞、制首乌、当归、山茱萸、鹿角胶滋阴补肾、增精强体；白蒺藜潜阳平肝；茯苓、黄芪、山药健脾益气，诸药合用滋阴补肾、益气健脾、调节阴阳，从而达到治疗此病的目的。

【加减】阴虚甚者加女贞子、玄参、墨旱莲；阴虚阳亢者加知母、黄柏、龟甲、木芙蓉、地骨皮；阳虚者加附子、肉桂、巴戟天、杜仲；肝气郁者加柴胡、香附、川楝子；心肾不交者加酸枣仁、首乌藤、龙眼肉；月经过多者减当归加仙鹤草、杜仲炭、阿胶。

【验案】贾某，女，51岁，环卫工人，2005年3月10日就诊。患者自诉经停3个月后，感到头晕目眩，心烦易怒，精神不振，阵发性面部烘热汗出，四肢无力，心悸失眠，口燥咽干，腰酸背疼，近一个月来上述症状不断加重。舌红少苔、脉细数。查体无异常，生化检查、血常规、心电图、腹部及妇科B超均正常，西医诊为围绝经期综合征。中医证属肾阴不足，肝阳偏亢，治以滋阴补肾，益气健脾，调节阴阳。予更年饮加龟甲 16g，女贞子、墨旱莲、首乌藤、酸枣仁各 14g。5 剂后，上述症状缓解。继服原方 10 剂，身和神舒，余症亦瘥，随访半年未复发。

【按语】妇女四十九岁左右，即绝经前后，体能下降，肾气渐衰，肾精不足，冲任脉虚，天癸将竭。此时由于环境、情志、体质的影响，导致身体之阴阳平衡失调，累及五脏则会引起脏腑之间的失调，随即产生一系列症状和体征。由于体质及致病因素的差异，临床又有肾阴虚亏、心肝火旺、肾阳衰惫、脾失温煦或肾中阴阳俱虚等不同病理表现，其中以肾虚肝旺及肾阴肾阳两虚者多见。治疗上关键要抓住肾气虚弱、冲任功能衰竭以致脏腑阴阳失调的本质，进行益肾调冲，但必须顾及精血、肾气生成之源，即后天之本的脾胃，采用滋阴补肾，健脾益气以调冲，恢复机体的阴阳平衡，使之能够适应从任通冲盛天癸充过渡到任虚冲衰而天癸竭的生理变化。

☯ 养血安神汤（陶祖宇方）

【组成】牡丹皮 14g，钩藤 16g，莲子心 6g，怀山药、山茱萸、茯苓、紫贝齿（先煎）各 14g，熟地黄 14g，浮小麦（包煎）28g。

【用法】水煎服，每日 1 剂，每日 2 次，分早、晚服用。30 天为 1 个疗程。

【功效】适用于围绝经期综合征，证属心肝郁火偏旺、肾阴不足者。其症见：阵发性潮热、汗出为主，兼有心悸、失眠、情绪不稳定、易激动、抑郁、焦虑、腰酸痛等表现。

【方解】养血安神汤方中熟地黄、山药、山茱萸、茯苓补肾滋阴、强体补精；钩藤、牡丹皮、莲子心、紫贝齿、浮小麦清降心肝气火，心肝气火降则神魂自宁。全方滋阴补肾、心肾合治，对改善和控制更年期综合征有良好的作用。

【加减】夜寐不宁者，加炒枣仁、远志、首乌藤；胸闷不舒、时欲叹气者，加广郁金、木香、合欢皮；汗出甚多者，加煅牡蛎（先煎）；大便偏溏者加炒白术、砂仁（后下）；口干口苦、心烦尤著者，加黄连、知母、炒竹茹。

【验案】王某，女，52岁，营业员。2001年10月22日来医院就诊。患者绝经2年，近1年来烘热汗出，神疲力乏，烦躁易怒，血压升高，胸闷，时感憋气，心电图大致正常。腰膝酸痛，失眠多梦，头晕耳鸣，口燥咽干，小便正常，大便干结，舌尖红、苔薄少，脉细弦。证属肾阴偏虚、心肝郁火偏旺、神魂失于安宁。治以滋肾清心、疏肝宁神，予以养血安神汤加煅牡蛎28g，广郁金7g，酸枣仁7g，黄连6g。7剂，每日1剂。10月28日二诊，烘热汗出发作减少，睡眠略有改善，头晕已减，血压150/80mmHg，胸闷亦轻，二便调，舌质略红，脉象同前。再依前法，原方煅牡蛎减为16g，予10剂，每日1剂，水煎服。11月13日三诊：烘热汗出已1周未作，性情平和，睡眠向和，余症亦皆有减轻。诊脉弦缓，舌淡红、苔薄白。再依前法，每日1剂。共服药2个月，诸症除。

【按语】此方是江苏省中医院夏桂成教授治疗更年期综合征的临床有效经验方。更年期综合征属中医学"经断前后诸症"的范畴，中医认为妇女49岁前后，肾气逐渐衰落，天癸由渐少至衰竭，冲任二脉也随之而衰少。中医"肾为先天之本"，又"五脏相移，穷必及肾"，每肾阴阳失调，每易波及其他脏腑，而其他脏腑病变，久则必然累及于肾，故病本在肾。若肾阴不足，阴不维阳，虚阳上越，故烘热汗出；水亏不能上制心火，心神不宁，故失眠多梦。所以治疗的关键重在补肾宁心，达到治病求本的目的。本方适用于更年期综合征阴虚心肝郁火偏甚之证型，这也是更年期疾病中的主要证型。

☯ 清心除烦饮（黄洪坤方）

【组成】砂仁16g，附子14g，龟甲14g，黄柏14g，炙甘草16g，赤芍16g，白芍16g，桂枝16g，龙骨28g，牡蛎28g，丹参26g，檀香14g，合欢花16g，神曲16g，生姜10片，大枣10枚。

【用法】水煎服，每日1剂，每日2次，分早、晚服用。饭后服。

【功效】适用于围绝经期综合征，证属肾阳虚衰者。其症见：心悸、气短、胸闷心烦，烘热汗出或但头汗出阵作，腰膝酸软，头晕耳鸣，全身乏力，或畏寒怕冷，声低语怯，面色无华，舌体胖大有齿痕，苔白润，脉沉细无力。

【方解】清心除烦饮方中附子大辛大热能补肾中真阳；砂仁能除中宫一切阴邪，又能纳气归肾；龟甲得水之精气而生，有助阳通阴之力；黄柏味苦入心，禀天冬寒气而入肾，入脾，故能调和水火之枢；甘草益气补中，有培土伏火互根之秘，此五药共奏温肾潜阳之

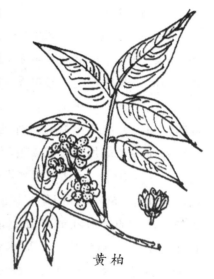

黄柏

功，为主药。辅以桂枝温通心阳而解肌，与芍药合用则调和营卫。桂枝汤与附子同用则固表止汗，治阳虚汗出如漏证。龙骨、牡蛎重镇安神而定悸，丹参化瘀活血、宁心除烦，檀香宽胸理气，合欢花安神解郁，神曲开胃化食消积健脾，全方共奏温肾潜阳、固表定悸、宽胸解郁之功。

【加减】脾弱少运，纳差加淮山药、大枣、茯苓；浮肿便溏加白术、车前子、肉豆蔻、莲子、五味子；倦怠乏力，加党参、灵芝、黄精；形寒肢冷加仙茅、淫羊藿；腰酸骨楚加杜仲、牛膝、菟丝子。

【验案】孙某，女，63岁，退休人员。自述10年前出现心悸、胸闷、心烦、气短、汗出等证，服谷维素（5～10片不等）、刺五加片、尼尔雌醇等药物后缓解。但患者稍有劳累或情绪不佳时又复发，10年来间断出现，近半年来无明显诱因症状都会加重，以致夜晚睡觉时烘热汗出致醒3～5次，口服上述药物后效果不显，故来我院门诊求治。现症状：心悸而烦，时有心虚感，善惊易恐，偶遇响声则心中极为惊惧，胸闷气短喜太息，全身乏力，烘热汗出以夜晚为甚，夜寐不安，畏风怕冷，腰酸无力，夜尿3～5次，大便可，纳差，舌淡胖苔根部黄腻，脉滑软尺弱。辨为阴盛阳虚所致，治则温肾潜阳、固表定悸为主，方用清心除烦饮，其中砂仁18g，龙骨50g，牡蛎50g，丹参28g，余药用原方剂量，并加葱白寸段3段。3剂水煎服，每日1剂，早、晚分服。服上

述药物后，自述心悸、胸闷气短及烘热汗出明显好转，夜间汗出及身热减为 1 次，且汗出量明显减少，不用换衣晒被，余证均好转。治守上法，加炙黄芪 18g，5 剂水煎服。5 日后复诊，诸证明显好转，现精神状态良好，精力大增，夜能安寐。继续服上药 5 剂，其中 2 剂用作水丸，3 剂隔日 1 剂水煎服后，再续服水丸，每次 6g，每日 2 次，以巩固疗效。

【按语】清心除烦饮是笔者临床根据经方和时方化裁而来，本方由清代名医郑钦安的潜阳丹、《医宗金鉴》的封髓丹、《伤寒论》的桂枝甘草汤和《时方歌括》的丹参饮 4 个方剂化裁组成，该方既具此四方之义，又蕴含"桂枝加附子汤"之旨，因此既可潜阳温肾，温通胸阳，又可祛瘀活血，止痛行气，止汗固表。笔者在临床工作中经学习清代名医郑钦安"火神派"的学术思想后，细思其中所论真气上浮和虚阳外越的理论，对更年期患者的临床表现进行四诊合参，确属阴盛阳虚之证，为阴盛逼阳外越和元气上浮所致，故用潜阳封髓丹合桂枝加龙骨牡蛎汤等治疗此类患者，效快，不易复发。

☯ 甘麦大枣汤（徐玉春方）

【组成】陈小麦 28g，炙甘草 7g，大枣 7 枚，熟地黄 24g，山药 11g，山茱萸 7g，枸杞子 7g，菟丝子 11g，鹿角胶 11g，杜仲 11g，肉桂 6g，当归 7g，制附子 6g。

【用法】水煎服，每日 1 剂，每日 2 次，分早、晚服用。饭后服。

【功效】适用于围绝经期综合征，证属命门火衰，脾肾阳虚者。其症见：头晕腰酸，面色少华，夜寐欠安，精神疲软，表情呆滞；伴形寒肢冷，大便溏薄，小便清长，舌苔薄腻，脉来沉细。

【加减】心悸失眠甚者加百合、远志、珍珠母；形寒肢冷加仙茅、肉桂、淫羊藿；气短乏力加党参、杜仲、黄芪；面目四肢浮肿者加桂枝、泽泻；腰酸乏力加川续断、桑寄生；小便频数甚者加益智仁；大便泄泻重者加肉豆蔻。

【验案】乔某，女，55 岁，教师。患者因子宫肌瘤做子宫全切术后 5 年。近半年来神疲，腰酸乏力，晨起大便次数增多，带下清稀，小便

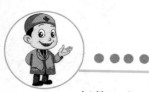

频数，失眠多梦，精神萎靡，面色无华，脉沉细，苔薄白。证属脾肾阳虚。运化无权，督脉空虚，带脉不固。治则扶脾温肾，助运束带。药用上方。服药 7 剂，大便转正，精神稍振，腰酸略减，原方去附子调理月余，诸证悉去。

【按语】中医认为更年期综合征病因为女性体内卵巢功能衰退，雌激素分泌减少，又或情志损伤，导致一系列类似自主神经功能障碍之病症。《金匮要略·妇人杂病脉证并治》曰："妇人脏躁，喜悲伤欲哭，象如神灵所作，数欠伸，甘麦大枣汤主之"。滋补肾阴、益助肾精的中药，对下丘脑—垂体—卵巢都能产生显著影响。因此，我们采用补肾中药为主，促使达到新的内分泌水平基础上的阴阳平衡，维持脏腑正常功能活动，预防和治疗与围绝经期相关的各种病症。此处笔者采用中医经典方剂甘麦大枣汤养心安神、补中缓急，右归丸温补肾阳、填精益髓，二方合用以治疗围绝经期综合征肾阳虚衰者，疗效显著。

☯ 补肾扶阳汤（张志勇方）

【组成】当归、枸杞子、杜仲、茯苓、牡丹皮各 11g，熟地黄、淫羊藿、黄芪、怀牛藤各 16g，炒白术 7g，知母、炙甘草各 14g。

【用法】水煎服，每日 1 剂，每日 2 次，分早、晚服用。14 天为 1 个疗程。

【功效】围绝经期综合征。证属肾阴阳俱虚者。其症见：眩晕耳鸣，心悸失眠，烘热汗出，月经紊乱，烦躁易怒，面目和下肢浮肿，腰膝酸软，小便频数，大便溏，舌红少苔，脉细数或见舌淡苔薄，脉沉细无力等。

【方解】补肾扶阳汤方中用熟地黄、淫羊藿、黄芪、枸杞子、杜仲、怀牛膝益肝补肾、补气血，以滋先天；当归养血温润；牡丹皮化瘀活血，调和冲任；知母泻相火以养阴；茯苓、炒白术、炙甘草健脾补中。

【加减】失眠多梦者加首乌藤、合欢皮、酸枣仁；多汗者加麻黄根、浮小麦；心悸、烦躁者加远志、牡蛎、柴胡；浮肿者加桂枝、川木通、泽泻；夜尿多频加益智仁。

【验案】吴某，女，51 岁，售票员，1999 年 5 月 14 日来诊。一年来患者月经周期紊乱，或 2 个月一潮，或 3 个月一至，经量中等，色红无血块，无痛经，但伴头晕目弦，精神萎靡，面部潮热，烦躁易怒，胸闷心悸，腰酸乏力，下肢浮肿，纳差，大便时干时溏。在外院诊为更年期综合征，用激素治疗效果不理想。中医诊见舌淡红、苔薄白、脉沉细。即予补元汤加远志、泽泻各 7g，柴胡、桂枝各 6g。7 剂，水煎服。1 周后症状明显改善，半月后获愈。随访一年未见复发。

【按语】更年期综合症常因女性肾气渐衰，冲任二脉俱虚，天癸渐竭，加之素体差异及生活环境的影响，难以适应更年期的生理过渡，导致体内阴阳失衡，脏腑气血不相协调。因而出现与绝经有关的证候，如头晕耳鸣、眼花健忘、心悸失眠、烦躁易怒、月经紊乱等。中医治则补肾扶阳、滋肝养阴、调理冲任。在治疗过程中，患者应做到起居有节，运动适度，心情舒畅。

☯ 杜仲汤加减（李今庸方）

【组成】淫羊藿 14g，仙茅 14g，巴戟天 14g，杜仲 14g，肉苁蓉 18g，生、熟地黄各 14g。

【用法】水煎服，每日 1 剂，每日 2 次，分早、晚服用。饭后服。

【功效】适用于围绝经期综合征。证属肾阴阳俱虚者。其症见：月经先期，甚则如崩，量多色淡，或淋漓不尽，面色晦黯，精神萎靡，头晕耳鸣或头痛，腰膝酸软，失眠，盗汗，口干不饮，食少便溏，舌淡苔薄，脉沉细缓。

【方解】本方由二仙汤加减化裁而成。方中仙茅、淫羊藿、巴戟天、杜仲温补肾阳，肉苁蓉、生熟地黄养血滋阴，润肠和血，诸药相辅相成，共同达到阴阳双补之功效。

【加减】更年期以高血压为主证者，加知母、通草、黄柏、天麻、钩藤；更年期以宫血为主者，加黄芪、当归、煅龙牡、乌贼骨、山茱萸；更年期以肾阴虚为主者加牡丹皮、山茱萸、乌梅、五味子；更年期脾肾阳虚者，加附片、党参、白术；绝经期反复感冒者，加柴胡、半夏、黄芩；并风湿证者，加桑枝、威灵仙、金毛狗脊；并肝气郁结者加柴胡、香附、枳壳。

【验案】孙某，女，51岁，售票员。主诉：情绪焦虑不安，严重失眠，多梦健忘，自觉阵阵热气上冲，时常有汗，面红耳赤，头晕耳鸣。查患者其舌质淡红，苔少，脉沉细。证属肾气已乏，天癸将竭。宜补肾气益阴精。处方：仙茅7g，淫羊藿7g，生地黄7g，牡丹皮7g，山茱萸7g，生龙骨、生牡蛎各14g，肉苁蓉18g。5剂。半月后复诊，情绪稳定，焦虑失眠已明显改善；遂予前方去生龙骨、生牡蛎，续服5剂，以固疗效。后经追访已痊愈。

【按语】中医学认为，女性更年期综合征，其病机为《素问·上古天真论》所说："女子七岁，肾气盛，齿更发长。二七而天癸至，任脉通，太冲脉盛，月事以时下，故有子……七七，任脉虚，太冲脉衰少，天癸竭，地道不通……"。这里明确指出肾通过冲任二脉管理月经与生殖，在女性49岁以后肾气虚衰，月经停止，围绝经期所出现的症状，都与肾的阴阳盛衰有密切关系。治当审其虚实，辨其阴阳，随症加减。笔者认为本证以肾阴阳两虚为其基本病因，中医治则阴阳双补，用药宜阴平阳秘。

妇科病 传承老药方

第十二章
慢性盆腔炎

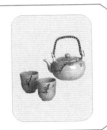

☯ 补肾补湿散（丁甘仁方）

【组成】红藤、败酱草各 16g，炒当归、赤芍、白芍各 14g，广木香 6g，延胡索 14g，炒柴胡、陈皮各 6g，桑寄生、山楂各 11g，薏苡仁 16g。

【用法】水煎服。每日 1 剂，每日 2 次，早、晚各 1 次。

【功效】利湿清热，化瘀通络。用于慢性盆腔炎，小腹疼痛，带下赤白或有臭气，胸闷不舒，舌红苔腻，脉弦数。

【方解】补肾祛湿散方中当归、赤芍、白芍以活血养血；红藤、败酱草以解毒清热，活血祛瘀；柴胡、延胡索以理气疏肝，止痛活血；薏苡仁以祛湿健脾；配以桑寄生补肾祛湿；辅以木香、陈皮、山楂健脾除湿，以杜绝生湿之源。诸药配伍，共奏清热化湿，化瘀通络之效。

【加减】热重者，酌加夏枯草、黄连、山栀子、金银花以清热泻火；湿重者，大便溏泄，纳食较差，酌加炒白术、炒扁豆、芡实、焦山楂以健脾和中燥湿；湿热并重，带下量多，酌加椿白皮、墓头回、淮山药以清热燥湿止带；小腹冷痛者，加入肉桂 4g，艾叶 6g；有癥瘕者，加入地鳖虫 6g，三棱 7g，鸡内金 6g。

【验案】金某，女，39 岁，营业员，1985 年 2 月 30 日来诊。患输卵管炎 2 年，2 个月前又因白带多，腰和小腹疼痛，到社区医院检查，以盆腔炎治疗，服药并佐热敷，治疗月余，无效，遂求中医诊治。刻诊：带下量多、色黄质黏、奇臭，小腹痛，拒按，肛门坠痛，恶心、干

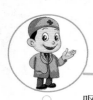

呕，小便数而涩痛，舌红、苔黄腻，脉滑数。西医诊断：慢性盆腔炎急性发作。中医诊断：带下病。证属湿热下注，热毒蕴结。予本方加瞿麦、萹蓄治疗。3月7日二诊：服5剂后，白带量大减，腰痛除，小便无不适，唯感小腹时痛，肛门坠痛。上方去瞿麦、萹蓄，再进3剂。3月13日三诊：服药后诸症皆愈，嘱继服4剂，以善其后。

地黄丸（罗天益方）

【组成】䗪虫、干漆各28g，大黄、生地黄各300g，甘草90g，黄芩、桃仁、杏仁、水蛭、蛴螬、虻虫各60g，白芍120g。

【用法】将药研为末，过滤去渣炼蜜为丸，如小豆大。每次1丸，用酒送服，每日3次。

【功效】祛瘀生新。用于虚劳，内有干血，形体羸瘦，腹满不能饮食，肌肤甲错，双目暗黑；亦治妇女经闭，腹中有块，或胁下刺痛。现用于慢性炎症性病变及肿瘤等。

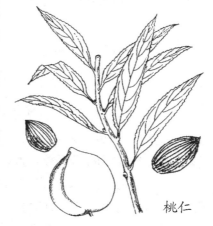

桃仁

【方解】地黄丸方中大黄攻下逐瘀，凉血清热，配以䗪虫，攻下瘀血，共为君药；桃仁、干漆、蛴螬、水蛭、虻虫，协助大黄、䗪虫通络活血，攻逐瘀血，共为臣药；黄芩助大黄凉血清热，杏仁助桃仁润燥开结，且能破血降气，生地黄、白芍滋阴养血以扶正气，共为佐药；甘草补虚和中，调和诸药之性，为使药。诸药合用，共奏逐瘀生新之效。

【验案】申某，女，33岁，工人。就诊时间：1994年7月5日。患者腰酸、腹胀、心烦、身重下坠5年之久。自人工流产后病情逐渐加重，至今不孕。现病史：月经周期30天，7天净，量中等，色正常，有痛经史。婚后好转，自人工流产后，腹胀、腰痛、小腹痛又逐渐加重，平时面色黄白，白带量多、清稀、小腹发凉，身重神疲，失眠，乏力。妇科检查：左侧附件增厚。查舌脉象：沉缓、尺滑。西医诊断：继发性不孕，慢性盆腔炎。中医辨证：脾虚肾亏，寒湿内蕴，带脉失约，冲任不固。用上方治疗，服用 25 剂，腰酸腰痛大减，唯身重神疲仍在，白带减至少许，在原方基础上又加温宫散寒化湿之品，方药如下：土炒白术 28g，酒浸巴戟天 28g，炒黑杜仲 7g，荔枝核 7g，盐水炒小茴香 7g，橘核 7g，胡芦巴 9 克。令病人连服 30 余剂。3 个月后再经门诊妇科检查无任何不适。1995 年 9 月随访，已足月生一男孩，母子安康。

☯ 调和肝脾散（张路正方）

【组成】炙甘草、枳实（破，水渍，炙干）、柴胡、白芍各等份。

【用法】将药研细末。过筛。每次 4g，温开水调服，每日 3 次。

【功效】理脾疏肝，透解郁热。适用于腹痛泄利，肝脾不和，小便不利，胸腹疼痛。现用于妇女月经不调、痛经、盆腔炎属肝郁气滞，肝脾失调者。

【方解】调和肝脾散方为解郁疏肝，调和肝脾的基本方剂。方中柴胡既能疏解肝郁，又可升发清阳，以使郁热外透，为君药。白芍敛阴养血，配伍柴胡，一升一敛，使郁热透解而不伤阴，为臣药。枳实行气散郁，舒畅气机，为佐药，甘草缓急补中，调和诸药，用为使药。全方配伍严谨，加减有度，故为和解剂之祖方。

【验案】宋某，41 岁，工人，已婚。患者曾生育 3 胎，小产 2 次。1964 年 3 月第 2 次小产后，发热 4 个月余未退，经医院注射青霉素治疗无效。刻有胸闷潮热，腰酸肢楚，腹胀，失眠，精神疲乏，带下似脓，有秽味，并时带红，经检查为盆腔炎。

就诊时间：6 月 28 日。患者脉细数，舌苔薄黄。据述此次小产后即行避孕，现月经 3 个月未来，小腹隐痛，阴道流出浓汁带有秽臭味，小便中亦混有血丝，口干潮热。症属湿热内蕴，阴虚火旺。中医治拟理脾疏肝之法。予上方治疗。

复诊：自 9 月底至 10 月 15 日，服用上方 2 个月后，潮热消失，秽带减少，尿血亦止，腹部已感轻快，唯精神不佳，大便燥结不畅。治拟健脾固肾，兼清余邪。上方加枸杞子 14g，女贞子 10g，用之即愈。

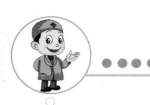

☯ 温肾壮阳汤（叶天士方）

【组成】紫石英 18g，鹿角霜 6g，菟丝子、川续断、白术、茯苓、当归、白芍、女贞子各 7g，乌贼骨 11g。

【用法】水煎服。每日 1 剂，每天 2 次温服。

【功效】健脾温肾，散寒止痛。用于慢性盆腔炎肾阳亏虚者。症见小腹隐痛，得冷则剧，得暖则减，白带或青带，腰膝酸冷，舌质淡苔白，脉沉细。

【方解】温肾壮阳汤方所治乃肾阳亏虚所致。方中鹿角霜、紫石英温肾壮阳，菟丝子、川续断、女贞子固精补肾，当归、白芍养血滋阴，以补肝养肾；白术、茯苓益气健脾以资生血之源；更配乌贼骨以收涩止带。诸药相配，共奏温肾健脾，止痛散寒之功。

【加减】如小腹隐痛日久，络脉瘀阻者，酌加红花、益母草、路路通、鸡血藤以活血通络；如阳虚寒湿带下，绵绵不愈者，酌加补骨脂、杜仲、龙骨、苍术以补肾，燥湿，止带。

【验案】钱某，女，35 岁，工人，1973 年 5 月 18 日来医院就诊。患者闭经 4 个月，右下腹有如鸡蛋大小之包块，压之甚痛，营养不良，身体消瘦，小腹常冷，腰困腿软，舌上有瘀斑数处，脉象沉细。前医以桂枝茯苓丸改汤剂服 20 余剂，不见其效，另诊中医。给上方治疗。另用水蛭 28g，制研成细面，每次冲服 1.5 克，早、晚各 1 次。5 月 27 日二诊：连服 1 周后，肿块已消，仍遵前方加红花 7g 继服。6 月 7 日三诊：经血来潮，色稍黑。再以上方加减调治 2 个月，月经按期来潮，翌年生一子。

☯ 清热利湿汤（袁志敏方）

【组成】萹蓄 11g，瞿麦 11g，木通 4g，车前子 7g，滑石 11g，延胡索 7g，连翘 16g，蒲公英 16g。

【用法】水煎服，每日 1 剂。每日 3 次温服。

【功效】行气活血，清热利湿，化瘀止痛。用于慢性盆腔炎属于湿热下注者。

【方解】慢性盆腔炎从中医辨证有寒热两型。清热利湿汤方适用于湿热下注，气血郁结者。临床表现主要为腰痛、腹痛拒按，伴有低热，带下黄稠，有时尿频。在临床治疗中，发现使用一般淡渗药物效果欠佳，遂开始试用八正散治疗，收到一定的效果。由于这类盆腔炎患者，病情缓慢病程较长，然非短期内可以奏效。而八正散中之大黄苦寒泻下，久用终非所宜；栀子虽可清热，但对于内蕴热毒之病症，其效不如连翘、蒲公英；灯心草味淡，清热效果也不佳。因此经过一阶段探索，遂将八正散中之栀子、大黄、灯心草去掉，仅保留原方中之瞿麦、萹蓄、木通、车前子、滑石，既能清导湿热下行，又能化瘀活血，是为本方之主药。佐以连翘、蒲公英清热解毒散结。经过临床观察，本方不仅适用于湿热型之盆腔炎症，而且也适用于妇科一切湿热下注兼有热毒之病症。

【验案】苗某，女，39 岁，营业员，于 1978 年 4 月 18 日就诊。

患者小腹疼痛 7 年，最近半月加重。半月前小腹疼痛拒按，带下黄稠、质黏、腥臭，伴低热乏力，严重影响日常工作，大便秘结，小便色黄。既往史：月经 15 岁来潮，每月 5 天，量少，色暗红，26 岁结婚未孕，婚后月经紊乱，痛经，量时多时少，有血块。7 年前因腹痛求诊于妇科，发现炎性包块，曾先后 5 次住院治疗，曾用抗生素加理疗治疗，效果不佳。门诊检查：舌质红，苔黄，脉细涩。妇科检查：右侧附件可触及如鸭蛋大小之包块，左侧附件可触及比婴儿头略小的包块。质均较硬，有明显压痛。中医诊断为慢性盆腔炎性包块。以上方加减治疗 4 个月，妇科检查双侧包块消失。长期观察，未见复发。

温补健脾汤（杜学盘方）

【组成】干姜 10g，熟附片 16g，胡芦巴 11g，小茴香 11g，败酱草 18g，红藤 28g，鹿角片 14g，蜂房 11g，熟薏苡仁 38g，煨木香 14g，石榴皮 11g，甘草 10g。

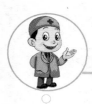
【用法】水煎服，每日 1 剂。每日 3 次温服。

【功效】散寒化湿，温补脾肾。适用于慢性盆腔炎。

【方解】温补健脾汤方中以附片、胡芦巴、鹿角片温肾补阳；干姜、小茴香、木香温阳散寒，行气畅中；薏苡仁化湿健脾；红藤、石榴皮、败酱草温中佐清，清利湿热。

【验案】田某，女，50 岁，环卫工人。2007 年 5 月 15 日来医院就诊。小腹疼痛 10 年余。

就诊见：腹痛 10 年，冷痛为主，得温则舒，遇寒则重，伴腰际冷痛。6 年前有子宫、阑尾切除史，肠鸣漉漉，大便稀溏，一日两行，小便正常。检查：腹平软，右下腹轻触痛，无反跳痛，体温 38.5℃，肌紧张。B 超示：盆底积液；双侧卵巢偏小。察其：舌淡红，苔薄白，诊脉细。诊其为：盆腔炎（慢性盆腔炎），证属脾肾阳虚。此为机体阳气不足，寒自内生，导致血为寒凝，血行不畅，阻于胞宫，故患者小腹冷痛，掣及腰际；脾阳素虚，运化失职，症见肠鸣漉漉，大便稀溏。症情虚实夹杂。

第二诊：药后肠鸣漉漉渐平，腹部冷痛向腰际放射，大便先结后溏，每日 1～2 次，前法续进之。上方去红藤、蜂房。加台乌药 16g，补骨脂 18g。8 剂，水煎服，每日 1 剂。

第三诊：药后腹中冷痛缓解，但仍时常发作，大便已正常，日行 1 次，舌稍紫暗，苔薄白微腻，脉细。体虚未复，寒凝仍未悉除，前法损益。

处方：

制附片 16g，干姜 10g，台乌药 16g，炙黄芪 28g，党参 16g，胡芦巴 11g，肉豆蔻 14g，橘、荔核各 14g，佛手片 14g，巴戟天 16g，甘草 6g，生姜 4 片，大枣 7 枚。6 剂，水煎服，每日 1 剂。

第四诊：药后腹痛渐平，自感无所苦，纳可，二便自调，苔薄白，脉细。前法续进之。上方加油松节 18g，鸡血藤 28g。7 剂，水煎服，每日 1 剂。

第五诊：症情稳定，腹痛未作，纳可，便调，苔薄白，脉细。前法巩固之。

【按语】此病例患者腹痛时间较长，以冷痛为主，得温则舒，遇寒则重。此为身体阳气不足，寒邪内生，寒湿凝滞，血行不畅，阻于子宫，故见患者腹部冷痛；肾阳不足，无以温煦腰际，故见腰际冷痛；脾阳不振，无以健运，故见肠鸣漉漉，大便稀溏；舌淡，脉细弦，亦乃阳虚、痛症之象。症情虚实夹杂，治疗应以温补脾肾，散寒化湿为法。

☯ 丹参消炎汤（王宇杰方）

【组成】枳实 16g，柴胡 14g，赤芍 16g，甘草 14g，穿山甲 14g，丹参 28g，蒲公英 18g，莪术 18g，三七粉（分冲）4g，生黄芪 28g，白花蛇舌草 18g，鹿角霜 14g。

【用法】水煎服，每日 1 剂。每日 3 次，温服。

【功效】活血理气，祛瘀止痛。适用于慢性盆腔炎。

【方解】丹参消炎汤方用柴胡、赤芍、枳实行气活血；穿山甲、丹参等祛瘀活血；佐以蒲公英、白花蛇舌草等解毒清热，瘀祛络通，瘀热得解则不痛。

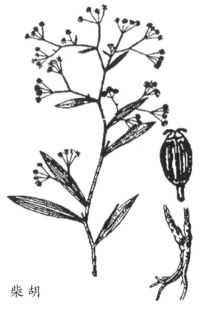

柴胡

【验案】年某，女，31 岁，营业员。2007 年 5 月 27 日来医院就诊。腰腹疼痛反复发作 1 年。

来医院就诊，近 1 年患者无明显诱因出现下腹痛，腰酸，腹胀，连及腰骶痛，时发时止，低热、尿频，遇经期及劳累后加重，间断服中药治疗，腹痛时轻时重，没有彻底治愈。现下腹痛加重，腰酸痛，下坠感，发热、尿频、恶心等，饮食睡眠可，二便正常。月经较规律，量较多，色鲜红，偶有血块，痛经（±），末次月经：2007 年 5 月 17 日。有药物流产史 3 次。妇科检查：子宫活动欠佳，右侧增厚有压痛，左侧轻度压痛。舌质暗红，苔白，沉细。诊其为妇人腹痛（慢性盆腔炎），证属气滞血瘀。患者因经期过食生冷，感受外邪，又 3 次药物流产，扰动胞宫、冲任气血，以致气血运行不畅，瘀血阻于冲任、胞脉，不通则痛，故见下腹疼痛反复发作；舌质暗红，苔白，脉沉细，均为气滞血瘀之象。病位在冲任胞脉，病性属实。药用上方 7 剂，每日 1 剂，水煎服。

复诊：患者服药后下腹疼痛有所好转，说明证药相符，法当用理气活血，止痛祛瘀。患者大便稀，笔者在原方基础上去莪术，加入生薏仁 18g，以健脾利湿。患者经治疗后，腰腹疼痛缓解。妇检仅见右侧附件有轻度增厚、无压痛，左侧未及异常。

【按语】患者近 1 年每值经后或劳累后即见腰腹疼痛，患者 3 次药物流产，又因经期过食生冷，以致胞宫胞脉受损，冲任气血紊乱，导致冲任气滞血瘀，瘀血内阻，不通则痛而致腰腹疼痛。施以活血行气、祛瘀通络止痛之法。

🔯 散寒除湿汤加减（白天彤方）

【组成】川芎 14g，桂枝 14g，小茴香 6g，茯苓 18g，当归、丹参、白术各 16g，乌药、延胡索、赤芍各 11g。

【用法】每日 1 剂，水煎 2 次，过滤去药渣，得药液约 400ml，分早、晚 2 次服，15 天为 1 个疗程。

【功效】活血化瘀，散寒除湿。用于慢性盆腔炎属寒湿凝滞型，症见痛处不移，小腹冷痛，得温痛减，腰骶酸痛，带下量多，色白质稀，形寒肢冷，面色青白，舌质淡暗，苔白腻，脉沉紧。

【方解】散寒除湿汤加减方中桂枝、小茴香温经散寒化湿；当归、川芎、赤芍、丹参活血除瘀；茯苓、白术利湿健脾；乌药、延胡索止痛理气。

【加减】湿重带下量多加川草薢 16g，薏苡仁 18g；兼腰骶酸痛加川续断 16g，桑寄生 16g；兼神疲乏力加党参 16g，黄芪 16g；下腹痛甚加败酱草 16g，毛冬青 18g。

【验案】徐某，女，30 岁，工人，已婚。因腹坠痛半年收治入院。

半年前有人工流产史。入院时下腹坠痛，腹胀，伴腰酸，肛门坠痛，心情烦燥，白带多，舌淡红、苔薄黄、脉细弦，妇科检查：宫颈举痛，子宫常有压痛，两侧附件增粗，压痛明显。诊断为慢性盆腔炎，经上方治疗 2 个疗程，临床症状消失，宫颈举痛、子宫和附件压痛消失，出院。随访半年疗效巩固。

☯ 黄芪丸加减（沈有庸方）

【组成】肉桂（焗服）1.6g，熟附子 7g，黄芪、茯苓各 18g，淫羊藿 11g，补骨脂、菟丝子、白术、当归各 16g，桑螵蛸 7g。

【用法】每日 1 剂，水煎 2 次，过滤去药渣，得药液约 400ml，分早、晚 2 次服，15 天为 1 个疗程。

【功效】培元温肾，固涩止带。用于肾阳虚型慢性盆腔炎。症见带下量多，质稀如水，畏寒肢冷，腰酸如折，头晕耳鸣，小腹冷感，少腹坠痛，小便频数清长，夜尿多，大便溏薄，舌质淡、苔薄白、脉沉迟。

【方解】黄芪丸加减方中补骨脂、淫羊藿、菟丝子温肾培元；熟附子、肉桂温命门、补真火；黄芪、白术、茯苓补气健脾利湿；当归活血养血；桑螵蛸止带固涩。

【加减】兼脾虚加党参 16g，白扁豆 18g；夹湿加薏苡仁 28g，川萆薢 16g；夹瘀少腹痛加赤芍 16g，丹参 18g，败酱草 18g。

☯ 消积止痛汤（邹春英方）

【组成】赤芍、白芍、大血藤、丹参各 16g，柴胡、枳实、牛膝、大黄各 7g，甘草 6g，三棱、莪术、香附各 11g，败酱草 28g。

【用法】每日 1 剂，水煎 2 次，过滤去药渣，得药液约 400ml，分早、晚 2 次服，15 天为 1 个疗程。

【功效】行气逐瘀，清热凉血，消积止痛。用于慢性盆腔炎瘀热内结型。症见腰骶酸痛，下腹疼痛，带下时多时少，或黄或白，质稠，口干口苦，大便干结，小便黄短，舌质暗红，苔黄厚，脉弦或滑。

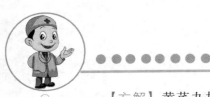

【方解】黄芪丸加减方中柴胡枢转气机，透达郁热；枳实配柴胡升清除邪，调理气机；赤芍、白芍敛阴和血，甘草补中，与芍药同用以缓解舒挛；三棱、莪术破血行气消积；大血藤、败酱草清热解毒；香附疏肝理气；大黄凉血除瘀，复以牛膝、丹参活血祛瘀，引诸药直达病所。

【加减】若患者急性发热，当配伍五味消毒饮或选加大、小承气汤等；经行腹痛拒按者，加蒲黄 7g，五灵脂 11g；经期延长者可选加蒲黄炭 7g，茜草 7g，炒贯众 15～28g；气虚者可加党参 16g，白术 7g。若系癥瘕久不化者，酌加土鳖虫 7g，鳖甲 16g；黄白带下有气味者，可选加黄柏 7g，蒲公英 28g，薏苡仁 28g。

【验案】徐某，女，40 岁，工人，已婚。1993 年 11 月 5 日来医院就诊。患者少腹两侧隐痛 2 年，曾在社区医院诊断为右侧附件炎性肿块，屡经治疗，腹痛时轻时重，反反复复。近半年来腹痛坠胀加重，月经量减少，带下色黄，气腥，口渴便坚。B 超子宫右侧见 40 cm×27 cm 低回声区，边缘不规则，提示右侧附件炎性包块。患者舌苔薄微黄，脉细弦，舌质偏暗。此乃瘀热内壅。拟清热解毒、活血化瘀，用上方加皂角刺 14g，石见穿 14g。治疗 3 个月，腹痛逐日减轻，B 超复查附件包块消失，半年后再次随访未见复发。

【按语】湖北名医邹春英治疗盆腔炎用自制清热凉血、行瘀镇痛药柴枳败酱汤，用于瘀热内结、小腹疼痛、黄白带下等症，颇有效验。

☯ 养阴和营汤（陈金红方）

【组成】百部 11g，当归、鳖甲、丹参、怀牛膝、大生地黄、鱼腥草、熟女贞子各 7g，枸骨叶 18g，山海螺 16g。

【用法】每日 1 剂，水煎 2 次，过滤去药渣，得药液约 400ml，分早、晚 2 次服，15 天为 1 个疗程。

【功效】养阴和营。用于结核性盆腔炎，伴见颧红咽燥，手足心热，夜寐盗汗，午后潮热，月经失调，量少色红，甚至闭阻；舌质红，苔少，脉细或兼数。

【方解】养阴和营汤方中鳖甲、生地黄、熟女贞子、山海螺补虚养阴；枸骨叶、鱼腥草、百部清热消毒；当归、丹参止痛活血；怀牛膝通络并引药下行。

【验案】杨某，女，28岁，技术人员。患者因腰腹部酸胀疼痛在县人民医院做检查，被诊断为"急性盆腔炎性包块"，经用青霉素、庆大霉素、甲硝唑等抗生素治疗后，病情没有得到有效控制。延至半年后来我院妇科求治。患者下腹胀痛，拒按，带下量多、黄稠、腥臭，腰骶酸痛。舌质红，苔黄腻，脉细数。妇科检查见阴道、宫颈充血，附件粗大，有明显压痛，触及包块如鸭蛋大；B超提示：结核性盆腔炎性包块。证属湿热毒，用上方治疗，每日1剂，水煎服，嘱治疗期间忌生冷、禁房事。服药2个疗程后，临床症状、体征全部消失，B超复查无异常。随访1年，病无复发。

【按语】结核性盆腔炎病程较长，治愈不易，需定期检查治疗效果。经来期间，可用四物汤为主，养血调经，随症加味。

☯ 活血行气汤（孙玉信方）

【组成】赤芍、乌药、桃仁各16g，丹参18g，牡丹皮14g，川楝子14g，延胡索11g，香附7g，败酱草28g，当归7g。

【用法】每日1剂，水煎2次，过滤去药渣，得药液约400ml，分早、晚2次服，7～14天为1个疗程。

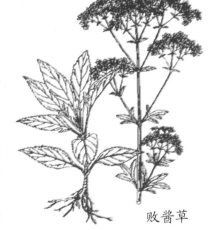
败酱草

【功效】化瘀活血，行气止痛。用于慢性盆腔炎气滞血瘀型。症见下腹坠胀疼痛，或痛连腰骶，于月经前后加重，或劳累后痛甚，多伴有带下增多、月经不调或痛经、不孕。妇检发现少腹包块，或组织增厚、压痛，舌质暗红，脉弦。

【方解】活血行气汤方中丹参、赤芍、牡丹皮、当归活血化瘀；桃仁、败酱草破瘀散结；乌药、川楝子、延胡索、香附行气止痛。

【验案】钱某，女，30岁，已婚，司机，1989年12月6日来医院就诊。患者小腹痛、左少腹为甚 5 年，白带量多质稀 2 年。月经 50～70 天一次，量少色淡红，血块多。婚后 6 年未孕。西医妇科诊断为慢性盆腔炎，B 超探测左侧卵巢有 6 cm×5cm 大小的囊肿，右侧输卵管积液。诊见面色发黄，舌暗红，苔白腻，脉沉紧，小腹痛而拒按。证为寒湿凝滞型癥瘕腹痛，治以温宫行滞，破积消癥，方用消癥散外敷。内服丹芍活血行气汤加乳香、没药各 6g，药进 6 剂，腹痛减，经水至，量多色暗红，血块多。经净后小腹痛减，胀甚，守原方去乳香、没药，加菟丝子、覆盆子各 18g，紫石英 4g，莪术 6g。先后加减服药 16 剂，腹痛去，经水调，B 超检查示输卵管积液、卵巢囊肿消失，月余后复查已怀孕。

【按语】盆腔炎的治疗大法是活血行气化瘀，而化瘀活血药物的选择则应因证、因人而异。败酱草善排脓破血，妇科皆可用之；至于丹参、赤芍之类，其性较为平和，各阶段也可使用。因盆腔炎以下腹疼痛为主要症状，故方中往往配伍一些行气止痛之品。止痛药的选用亦要根据证型，分凉热而用。有些行气止痛药兼有活血作用，如郁金、延胡索；还有一些祛瘀止痛药，如三七、五灵脂、蒲黄，选用这些药物既可对症，又能对证，往往效果较好。

☯ 益气和中汤（翟长云方）

【组成】人参 7g，桂枝 11g，白术 7g，干姜 7g，炙甘草 11g，肉豆蔻 14g，补骨脂 11g，五味子 6g，吴茱萸 6g，水蛭 6g，虻虫 4g，当归 11g。

【用法】水煎药时加放生姜 11g，大枣 5 枚；每日 1 剂，分 3 次温服，7 剂为 1 个疗程，需要用药 4～6 个疗程。

【功效】温肾补脾，活血化瘀。适用于慢性盆腔炎。

【方解】益气和中汤方中桂枝、干姜，散寒温阳；人参，白术，益气健脾；补骨脂补益肾阳，温养脾气；肉豆蔻温脾暖胃，止泻涩肠；吴茱萸温里散寒，温暖脾肾；五味子固肾益气，涩精止泻；生姜温阳散寒，温暖脾胃；水蛭、虻虫，以破血逐瘀；当归益气养血，兼防破血药伤血；大枣、炙甘草，益气补中，并调和药性。

【加减】若寒甚者，加大桂枝用量，再加附子、肉桂，以温阳散寒；若脾虚者，加大人参用量，再加山药、大枣，以健脾益气；若瘀甚者，加桃仁、红花、三棱、莪术，以活血化瘀。

【验案】杨某，女，34岁，教师，1994年4月2日来医院就诊。3年前因自然流产行清宫术后至今未孕，常感小腹时时隐痛，行经或劳累后加剧。近半个月来腹痛愈甚，诊时少腹掣痛，以左侧为甚，带下量多，色黄。患者面色晦暗，舌黯红，边有瘀点、苔黄腻，脉弦涩。月经史：15，5/30－35，量中等，色暗红，有血块，痛经（＋）。末次月经1994年3月25日。妇科检查：宫体后位加大，活动受限，压痛。左侧附件增厚，可触及一包块约5cm×4cm×4cm，质中等，不移动，压痛。右侧附件呈索条状增粗，压痛。B超：左侧附件可探及一不均质团块约5cm×4cm。证属胞脉受损，湿热蕴结，气滞血瘀，病久成癥。治则理气止痛，活血消癥，佐以清热利湿。予桂枝盆炎汤，加蒲公英16g、薏苡仁18g，每日1剂。服药1个疗程后，腹痛减轻，带下减少，色白。上方去蒲公英、薏苡仁，加炮穿山甲片16g，再服2个疗程后，症状和体征消失。1年后随访复查，已有身孕。

☯ 人参加味汤（康谊方）

【组成】白术7g，人参7g，茯苓11g，当归7g，川芎7g，白芍11g，熟地黄7g，炙甘草6g，桂枝11g，桃仁11g。

【用法】水煎药时放入大枣5枚；每日1剂，分3次温服，7剂为1个疗程，需要用药4～6个疗程。

【功效】气血补益，化瘀活血。适用于慢性盆腔炎。

【方解】人参加味汤方中人参大补人体一身之气；熟地黄大补人体一身之血；白术、大枣、茯苓，益气健脾，助人参补中益气；当归、白芍，养血补血，助熟地黄大补阴血；川芎行气活血；桃仁、牡丹皮，活血除瘀；桂枝通阳散瘀；炙甘草补中益气，并调和诸药。

【加减】若气虚甚者，加山药、黄芪、人参，以健脾益气；若血虚甚者，加阿胶、何首乌、龙眼肉，以补血养血；若瘀甚者，加三棱、泽兰、莪术，以活血化瘀；若自汗者，加黄芪、牡蛎，以益气止汗；若心悸者，加酸枣仁、龙眼肉，以养血安神。

【验案】宋某，女，39岁，教师。有7年慢性盆腔炎病史，经常服用中西药，可症状仍没有得到有效的控制，近因月经来潮病证加重前来诊治。刻诊：小腹及腰骶疼痛如针刺，畏寒怕冷，月经周期紊乱，带下量多色白，烦热，口渴喜饮，舌质红夹瘀紫，苔薄黄，脉沉涩。辨为寒湿瘀血夹热证，治当散寒除湿，活血化瘀，兼清郁热。用上方5剂，水煎服，每日1剂，每日3服。第二诊：疼痛略有减轻，予前方5剂。三诊：口渴基本解除，予前方5剂。第四诊：带下明显减少，予前方5剂。第五诊：畏寒止，予前方5剂。第六诊：诸证基本消除，予前方5剂。之后，为了巩固治疗效果，予前方变汤剂为散剂，每天分3服，每次6g，治疗2个月。随访1年，一切正常。

清热解毒汤（张丽方）

【组成】连翘16g，金银花16g，红藤16g，柴胡14g，生地黄16g，赤芍14g，牡丹皮14g，白花蛇舌草16g，枳实14g，桃仁14g，大黄（后下）14g，马鞭草16g，生甘草6g。

【用法】8剂，水煎服，每日2剂。忌辛辣。

【功效】解毒清热，佐以活血化瘀。适用于慢性盆腔炎。

【验案】何某，女，29岁，已婚，工人。1984年4月5日来医院就诊。

清宫术后阴道下血不净半月，腹痛3天。

诊见：患者因半月前流产清宫后下血淋漓不止，腹部剧烈疼痛3天就诊。痛处拒按，伴发热寒战，体温升高达39℃，头痛，欲吐，烦躁，情绪激动，口渴，带下如脓，腥臭，大便干结，尿频色赤。患者舌质红，苔黄腻，脉滑数。妇科检查：双侧附件增厚与子宫粘连成块，压痛、反跳痛明显。查血常规：白细胞计数18.6×10^9/L。诊其为盆腔炎。

复诊（1984年4月13日）：服药后曾腹泻4次，泻后高热渐退，腹痛显减，头痛、恶心已缓，舌质红，苔黄腻，脉滑数。瘀热尚未清除，守前方去金银花、连翘、大黄，加败酱草 16g，生薏苡仁 16g。6 剂，水煎服，每日 1 剂。

第三诊（1984 年 4 月 21 日）：高热已退，腹痛轻微，带下亦少。复查血常规：白细胞计数 $10.2 \times 10^9/L$。唯感小便较多，尿道有烧灼感，少腹胀坠，舌质红，苔黄，脉滑数。查尿常规：白细胞高倍镜下有 6～8 个，蛋白（＋），红细胞满视野。为湿热移于小肠，再拟清利下焦湿热，用八正散加减。处方：

生地黄 16g，木通 14g，瞿麦 14g，鱼腥草 16g，茅根 16g，车前草 16g，栀子 14g，六一散（包煎）16g，小蓟 11g，萹蓄 16g，琥珀（吞服）1.6g。3 剂，水煎服。

第四诊（1984 年 4 月 26 日）：服药后尿频减少，小便畅通，尿道口已不刺痛，但仍有腰痛。再拟丸药调治，用知柏地黄丸，每次 1 丸，日服 2 次。连服 1 个月，症状消失，妇科检查盆腔恢复正常。

【按语】本例患者病程短，病势急，病在初期，外邪较重，机体正气尚未衰减。故治疗以解毒清热、化瘀活血等祛邪方法为主，邪去正安，诸证消失。

☯ 首乌加味汤（姜祖恒方）

【组成】当归 14g，党参 16g，生、熟地黄（各）16g，白芍 16g，山药 16g，茯苓 16g，制何首乌 16g，制香附 14g，肉苁蓉 16g，女贞子 16g，沙苑子 16g，川芎 14g，丹皮 14g，山茱萸 14g。

【用法】水煎服，每日 1 剂。每日 3 次温服。

【功效】补益肝肾气血。适用于慢性盆腔炎。

【验案】杨某，女，31 岁，工人。2006 年 2 月 4 日来医院就诊。人工流产术后腹痛 4 年，继发不孕。

患者 1999 年结婚，初起使用工具避孕，不慎怀孕，2001 年人工流产，术后患上附件炎。平时腹痛较甚，呈持续性，经期则缓。曾服用盆腔炎丸、逐瘀胶囊等，腹痛所有缓解。月经 3～4/28 天，量少，色红，有血块，经前心烦、乳胀痛。近 5 个月未避孕，性欲冷漠，带下少。现求治中医，察其舌淡暗，舌苔薄，诊脉弦。妇科检查：子宫中后位，较小，活动不良，无压痛。诊其为：肝肾不足腹痛（慢性盆腔炎）。此为人工流产手术，损伤肝肾气血，胞宫胞脉失于濡养，不荣则痛，而致妇人腹痛，肝肾精血不足，故难以摄精成孕。

复诊：以上方加减化裁，经间期酌加紫河车、巴戟天、丹参等温阳活血促排卵，腹痛消失。第六诊时，已经妊娠而痊愈。

【按语】笔者观患者舌脉症，似为实证，而从人工流产术后的病因看，应为肝肾精血不足所致。四物汤加党参补气益血，再加上山药、肉苁蓉、山茱萸等补中填精。精血充足，冲任得以荣养，荣则不痛；精血充足，精卵相资，故能受孕。

🔘 活血化瘀汤（陈志红方）

【组成】紫花地丁 28g，金银花 28g，川黄柏 14g，西赤芍 14g，牡丹皮 14g，全当归 14g，虎杖根 16g，紫丹参 16g，薏苡仁 16g，六一散（包）16g，大生地黄 11g，云茯苓 11g。

【用法】水煎服，每日 1 剂。每日 3 次温服。

【功效】解毒清热，活血化瘀。适用于慢性盆腔炎。

【验案】常某，已婚，女，41 岁，营业员。1979 年 8 月 20 日来医院就诊。每次月经后即恶寒高热，腹痛剧烈 10 个月余。

来医院就诊：结婚 16 年未孕，月经愆期，色淡红量较少，间夹血块，腰酸腹胀，每于经后 10 日左右出现恶寒高热，腹痛就会加剧。舌尖红，有瘀斑，苔白腻，脉细数。妇检：外阴：已婚未产式。阴道：通畅。宫颈：光滑，较正常小。宫体：前

紫花地丁

倾，活动欠佳，大小正常，压痛。附件：双侧增厚，以左侧更甚。实验室检查血象：白细胞计数 $9.2×10^9/L$，中性粒细胞 68%，淋巴细胞 35%，血沉 $128mm/h$；白带：滴虫（－），假丝酵母菌（－）。诊为慢性盆腔炎，证属湿热夹瘀，互阻胞宫。

第二诊：月经于 9 月 24 日来潮，少腹疼痛拒按，经色淡量少，腰脊酸痛，阴部坠胀。舌尖红，有瘀斑，脉细。再宗前意，加强清热解毒。处方：

金银花 28g，虎杖根 28g，紫花地丁 28g，六一散（包）28g，川黄柏 14g，牡丹皮 14g，西赤芍 11g，紫丹参 16g，薏苡仁 16g，云茯苓 11g，制乳香 6g，没药 6g。水煎服，每日 1 剂，15 剂。

第三诊：已到原来的发热期，少腹隐痛，白带清稀，未出现寒战发热现象，纳谷不馨。舌淡红，瘀点明显减少变淡，苔薄白，脉细弦。妇检宫体：平位，小于正常，活动佳，无压痛。附件：右侧（－），左侧增厚，压痛。再宗前意，为防发热，加强清热解毒。处方：

金银花 28g，紫花地丁 28g，虎杖根 28g，白重楼 16g，败酱草 16g，全当归 11g，炒白术 14g，西赤芍 14g，炒延胡索 14g，牡丹皮 14g，制乳香 6g，制没药 6g，生甘草 7g。14 剂，水煎服，日 2 剂，服药 4 次。

服上方 7 天，此次经后未发热，后以此方稍事出入，连服 2 个月，诸症消失，随访 3 年，未再发病。

【按语】本例患者每于经后高热、腹痛，乃是原有盆腔慢性炎症，月经期间盆腔充血，以致炎症加重，每发虽都用抗生素治疗，甚至还疑有盆腔结核，用过抗结核治疗，但病仍不见好转。中医认为"热易清而湿难除"，湿性黏滞，留恋病所，阻滞气机，导致气滞血瘀，结合舌象，舌红苔腻，尖有瘀斑，故诊为湿热夹瘀互阻胞宫之证。治予解毒清热，化瘀利湿之法，疗效显著。当月经来潮腹痛加重之际，嘱中药一日服 2 剂，以增强清热解毒，止痛祛瘀之力。经上法治疗 3 个月经周期，高热和腹痛未再出现，随访 3 年无复发。

☯ 郁金汤加减（王维方）

【组成】白术、香附各 11g，丹参、当归、党参、郁金、川草薢各

16g，茯苓 18g，赤芍、苍术各 14g，炙甘草 6g。

【用法】每日 1 剂，水煎 2 次，过滤去药渣，得药液约 400ml，分早、晚 2 次服，7～14 天为 1 个疗程。

【功效】化湿健脾，理气化瘀。用于慢性盆腔炎属脾虚湿瘀互结型。症见下腹隐痛，坠胀，腰骶酸痛，劳累后加重，带下量稍多，色白，纳呆便溏，神疲乏力，舌质淡红，有齿印，苔薄白，脉细弦。

【方解】方中党参、白术、茯苓、炙甘草健脾益气化湿；苍术、川草薢利湿止带；丹参、赤芍、当归、郁金、香附理气化瘀止痛。

【加减】下腹痛甚加延胡索 11g，败酱草 18g；体虚较明显加黄芪 16g；湿盛加车前子 16g，薏苡仁 28g。

【验案】唐某，女，35 岁，教师，已婚，1979 年 10 月 2 日就诊。患者诉 1978 年 5 月曾患急性盆腔炎，仍坚持工作，治疗不彻底，遗留慢性盆腔炎。腹部触诊：耻骨联合可触及超鹅卵大、无活动性硬块，境界不清，凹凸不平，压痛明显。妇科检查：外阴阴道呈已产式，子宫体后位，稍偏大，与盆腔包块粘连成拳头大肿物，表面凹凸不平，质硬，压痛明显，宫颈糜烂Ⅱ度，碘试验阴性，脱落细胞检查正常，清洁Ⅱ度，pH8.0，有少量带油水样分泌物。诊为慢性盆腔炎合并膀胱周围炎。患者脉沉细，舌质淡，边有血痕，苔薄白。中医辨证属偏寒型。患者曾用大量青霉素、链霉素等治疗，效果不佳，加之肝功能出现异常，于 1979 年 10 月 2 日开始服用本方后症状逐渐好转。第三个疗程结束时（1979 年 12 月 7 日），妇科复查，子宫后倾后屈，正常大小，质较软，境界清楚，活动欠佳，双侧附件变软，轻度压痛，原耻骨联合上的硬块已缩至鸭卵大，表面仍凹凸不平呈中等硬度，轻度压痛。又继服药 1 个疗程，于 1980 年 3 月门诊复查，自觉症状消失，腹部、盆腔未见异常，疗效判断为痊愈。

第十三章
阴道炎

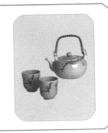

☯ 养阴清热丸 （邢志杉方）

【组成】川芎 28g，当归（酒洗）90g，白芍（酒炒）6g，热地黄 28g，香附（童便浸，炒）60g，陈皮 46g，黄柏（童便浸 3 日，晒干）46g，知母（酒浸，晒干）46g，五味子 46g，苍术（米泔浸，炒）60g，煅牡蛎 16g，椿白皮（酒炒）76g。

【用法】将药研为细末，过滤去渣，酒糊为丸，如梧桐子大。每次 20 丸，空腹时淡盐水送服，每日 3 次。

【功效】清热养阴，燥湿止带。用于阴道炎、赤白带下者。

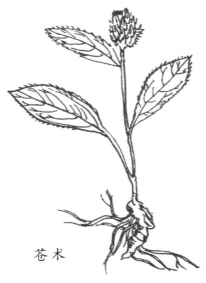

苍术

【方解】养阴清热丸方所治，是肝肾阴虚，湿热内生所致之证。方中熟地黄、当归、白芍养血滋阴，五味子敛肝，香附疏肝条达，知母、黄柏、椿白皮清热降火利湿，牡蛎、五味子收敛止带，苍术、陈皮以理气健脾除湿，当归、川芎活血养血。合而成方，共奏养阴清热，燥湿止带之功。

【加减】气虚者，酌加人参、大枣、白术；兼湿热带下重者，酌加鸡冠花、墓头回，以加强清热、燥湿、止带作用。

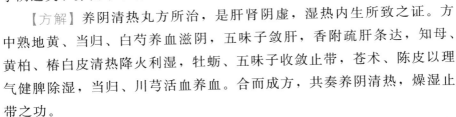

【验案】刘某，女，41 岁，已婚，技术人员。1998 年 6 月 6 日来医院就诊。去年曾有"尿路感染"，出现尿频尿急尿痛、尿浊，愈后带下量多，经后尤甚，色黄黏浊，腥味难闻，羞延数月，治无著效。伴见日有烦热，脘腹痞闷，食不知味，腰臂酸楚，口苦咽干，小溲赤热，少腹胀痛，尿道灼痛。妇科检查诊为宫颈糜烂、阴道炎。刻诊脉来滑数，舌苔黄腻，周边薄白，舌质暗红。此系湿毒蕴热，注于下焦，郁滞气机，治以清化湿热之法。即投上方 3 剂，并配外洗方约 5 剂。

二诊（6 月 16 日）：前方服用后，潮热未作，带下显减，腰酸脘痞，少腹胀痛亦缓，诸症均不若前甚。6 月 10 日经潮，量少，色殷红，经行 5 天而止。带下尚多，色黄兼赤，少腹隐痛，小便赤短，尿道涩痛，此湿热蕴于血分，水府不畅，再予前方化裁 5 剂。

三诊：带下止，尿痛、尿赤诸症已除，腰酸、潮热迄今未再复发。

☯ 补养心脾汤（赵秀琴方）

【组成】白术 4.6g，炙黄芪、当归身、茯神、党参各 7g，炙甘草 1.6g，炒酸枣仁 4g，炒远志肉、广木香各 2.4g，煅龙骨 6g，乌贼骨 4g。

【用法】加入生姜 3 片，大枣 2 枚为引，水煎服，每日 1 剂，温服。

【功效】固摄止带，补养心脾。用于阴道炎心脾两虚，带下多，色白带黄，神疲纳差，口淡无味，失眠多梦，心慌气短，头昏眼花，性欲低下，时有耳鸣。

【方解】补养心脾汤本方所治，是心脾两虚，气血不足所致之证。方中炙黄芪、党参、白术、甘草益气健脾，脾气强则生化有源；酸枣仁、茯神、远志、当归养血养心安神，心气壮则神自安；煅龙骨、乌贼骨收涩止带；木香醒脾理气，使本方补而不滞；生姜、大枣调和营卫。诸药合用，使气血双补，心脾同调。

【加减】脾阳不足，兼夹寒湿，以致腹胀便溏，肢冷明显者，酌加干姜、附子、肉桂、苍术，以温中健脾，燥湿止带；如脾虚气陷，小腹空坠，或有子宫脱垂者，酌加升麻、浮萍、柴胡以升阳举陷；兼有肾虚，以致腰膝酸软，形寒神疲者，酌加续断、杜仲、骨碎补、菟丝子，以温肾助阳。

【验案】吴某，女，已婚，31岁，环卫工人，患者带下量多，色黄质稠，小腹隐痛，阴部时痒，已有6年。妇科检查：外阴已产式，阴道通畅，有中等量黄白色黏稠分泌物，宫颈Ⅱ度糜烂。白带常规检查：未见滴虫或霉菌，多见大量白细胞。证属湿毒内蕴，带脉失约，治以清热解毒利湿。用本方治疗一个月，带下得除，糜烂亦愈。

☯ 收涩止带汤（申宏飞方）

【组成】黄柏（盐水炒）6g，山药（炒）、芡实（炒）各28g，车前子（酒炒）4g，白果（碎）10枚。

【用法】水煎服。每日1剂，每日3次温服。

【功效】利湿清热，收涩止带。用于阴道炎属湿热下注者。症见带下量多，阴道痒痛，色黄如浓茶汁，其气腥秽，心胸烦闷，口干口苦，舌苔黄腻，脉弦。

【方解】收涩带汤方中以山药、芡实补气益脾，山药可专补任脉之虚，益脾肾而收涩止带，更配车前子则祛湿之功益显，合用黄柏清热利湿止带；白果甘苦而涩、性平，可清肺行气而止带。全方涩利并施，清补兼用，取清利以化湿热，取补涩以止带下。

【加减】如阴血不足者，酌加生地黄、阿胶、玄参、山茱萸以补阴养血；如湿热偏热重者，酌加金银花、连翘、板蓝根、蒲公英以清热解毒；兼见乳胁胀痛，头痛，烦躁易怒，大便干结者，酌加龙胆草、山栀子、大黄、大麻仁、车前子以清泻肝火，渗利湿热。

【验案】李某，女，34岁，工人，已婚，因阴道、外阴奇痒，影响劳动及生活，发病15天而入院。妇科检查：小阴唇内侧及阴道存积大量凝乳状白带，整个阴道壁被一层白膜所覆盖，分泌物涂片镜检真菌阳性。用上药治疗15个疗程，白膜基本脱落，白带减少，阴道黏膜即恢复正常，不再瘙痒，行分泌物镜检真菌为阴性。巩固治疗数日，涂片查真菌仍为阴性。

第十三章

阴道炎

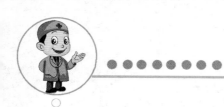

☯ 健脾暖宫丸（蒋森方）

【组成】白术 42g，人参、艾叶、石菖蒲各 90g，白扁豆、白芍、川芎、山药、吴茱萸各 60g。

【用法】将药研末，糯米煮糊为丸，如梧桐子大。每次 60 丸，空腹时用米汤送服。

【功效】暖宫健脾，益气止带。用于阴道炎属脾肾不足，白带淋漓，日夕无度，小腹膨胀，腹冷腰痛，头眩耳鸣，或五色带下。

【方解】健脾暖宫丸方中人参、白术健脾补气，白扁豆、山药健脾利湿止带，合石菖蒲利湿和中以堵生湿之源；艾叶、吴茱萸散寒暖宫温经，白芍、川芎养血活血。诸药合用，共奏健脾暖宫，益气止带之功。

【加减】有肾阳偏虚，腰膝酸软，畏寒肢冷较甚者，酌加附子、肉桂、补骨脂、杜仲、淫羊藿以温肾祛寒。如带多时久，补阳必须结合补阴，可改用右归丸。

【验案】田某，女，72 岁，退休工人。绝经 20 余年，外阴瘙痒伴黄带 1 年余，外阴皮肤溃破已 3 周，少腹坠胀，头晕耳鸣，口干口苦，视物模糊，心烦意乱，失眠多梦，盗汗，腰酸，舌尖红，苔薄黄，脉弦，有高血压病史 20 多年，糖尿病史 3 年。社区医院已采用局部用药 2 周，症状与阴部溃疡不见缓解，且溃疡面有所增加，故来我院接受中药治疗。妇科检查：外阴见左侧阴唇下 1/3 外侧有 4 cm×2.5cm×1cm 大小溃疡面，表面有少量渗出物，不呈脓性，阴道通畅、黏膜充血明显，分泌物多，色黄。宫颈光滑、萎缩。附件未查到肿块，白带化验找到脓细胞（Ⅲ）。用上方加减先后服用 30 余剂，全身症状消失，阴部无灼痛，外阴溃疡愈合，带下量少，色白。妇科检查：阴道黏膜无充血。复查白带未见脓细胞。

☯ 消肿止痛汤（黄治江方）

【组成】野菊花 7g，金银花 18g，蒲公英 7g，紫花地丁 7g，天葵子

7g，黄连 7g，黄芩 6g，黄柏 6g，栀子 14g。

【用法】水煎服，每日 1 剂，分 3 次温服，7 剂为 1 个疗程，需要用药 4 个疗程。

【功效】解毒清热，消肿止痛。适用于阴道炎。

【方解】消肿止痛汤方中金银花、野菊花、蒲公英、紫花地丁、天葵子清热利湿解毒，活血消肿止痛；黄连、黄芩、黄柏清热利湿解毒；栀子泻火解毒，导热下行。

【加减】若瘙痒者，加蛇床子、地肤子、黄柏、苦参，以清热止痒；若灼热者，加赤芍、地骨皮、牡丹皮，以凉血消肿；若小便短少者，加车前子、茯苓、泽泻，以清热利水等。

【验案】丁某，女，37 岁，农民工。患者月经干净 5 天。于 1986 年 6 月 3 日就诊。自述有 10 年滴虫性阴道炎病史，曾多次以灭滴灵阴道上药治疗，用药期间症状改善。过后又发，此次月经过后，白带仍多，色黄质稀，外阴及阴道瘙痒难忍，时有灼疼痛，伴小便频数、身体乏力，影响劳动及生活。妇科检查：外阴红，有搔抓痕迹；阴道内白带量多，色黄呈脓性，泡沫样，有腥臭味，宫颈无糜烂。白带涂片滴虫阳性。经用此方加减治疗 10 剂，症状消失，白带涂片检查阴性。

☯ 散寒除湿汤（陈建杰方）

【组成】熟地黄 24g，蛇床子 16g，山药 11g，山茱萸 7g，枸杞子 7g，菟丝子 11g，鹿角胶 11g，杜仲 11g，肉桂 6g，当归 7g，制附子 6g。

【用法】水煎服，每日 1 剂，分 3 次温服，7 剂为 1 个疗程，需要用药 2～4 个疗程。

【功效】除湿散寒，健脾益气。适用于阴道炎。

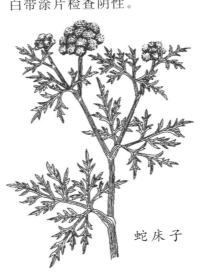

蛇床子

【方解】散寒除湿汤方中蛇床子温阳散寒，利湿止痒；鹿角胶、杜仲、菟丝子温阳补精，使虚阳得补；肉桂、制附子温壮阳气，助鹿角胶、杜仲、菟丝子峻补阳气；当归、熟地黄大补阴血，使阳从阴血而化生；枸杞子滋阴补阳，使阳复有源；山药补中益气助阳补阳；山茱萸温肾固精，强筋健骨。

【加减】若腰酸者，加大杜仲用量，再加续断、骨碎补，以益肾壮骨；若带下多者，加薏苡仁、白扁豆、芡实，以健脾化湿止带；若气虚者，加人参、黄芪、白术，以健脾益气；若小便多者，加乌药、枳实、益智仁，以温阳缩尿等。

【验案】郑某，已婚，女，34岁，营业员。3年前被医院诊断为细菌性阴道炎，经口服及静脉滴注抗生素等西药，没有达到预期治疗效果；又配合服用清热利湿类等中药，也未取得最佳治疗效果，近因病证加重前来诊治。刻诊：外阴瘙痒及阴道疼痛，畏寒怕冷，手足不温，少腹冷痛甚于夜间，带下色黄量多，质稀，舌质暗淡瘀紫，苔白腻厚，脉沉涩。辨为寒湿瘀阻证，治当散寒化湿，化瘀活血。用上方5剂，水煎服，每日1剂，每日3服。第二诊：带下色黄变淡且明显减少，予前方5剂。第三诊：阴部瘙痒缓解，予前方5剂。第四诊：阴道疼痛基本解除，予前方5剂。第五诊：诸证基本消除，予前方5剂。为了巩固疗效，予前方治疗10剂。随访半年，一切正常。

☯ 肝肾阴虚汤（郑昱方）

【组成】淫羊藿、石见穿各18g，虎杖、菟丝子、蛇床子各16g，仙茅、紫草茸、炒芥穗各14g，知母11g，薏苡仁、党参、山药各28g，琥珀（冲服）4g。

【用法】清水1500ml，浸泡药30分钟，小火煎煮30分钟，取汁200ml，共煎3次，合取汁600ml，分早、中、晚3次温服，每日1剂，连服15天为1个疗程。

【功效】适用于老年性阴道炎。证属湿热下注、肝肾阴虚者。其症见阴道及外阴瘙痒，有时白带增多，体倦乏力、伴腰酸、头晕、头昏、心烦等，舌红，苔少或黄腻，脉细数。

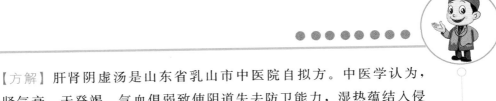

【方解】肝肾阴虚汤是山东省乳山市中医院自拟方。中医学认为，年老肾气衰、天癸竭、气血俱弱致使阴道失去防卫能力，湿热蕴结入侵而发为阴痒。因此，治疗上应以补肝益肾，健脾利湿止痒为大法。自拟本汤中，淫羊藿、仙茅、菟丝子、蛇床子补益肝肾，现代药理研究证明它们均有雌激素样作用，能调节内分泌；山药、党参、薏苡仁益气健脾，有增强人体免疫力的作用；虎杖、石见穿清热利湿，通脉活血；知母滋阴润燥降火；琥珀镇静安神，利尿通淋；紫草茸凉血止痒；炒芥穗祛风胜湿止痒；蛇床子既能补肝肾，又能清热杀虫止痒。全方共奏补益肝肾、健脾祛湿、止痒之功。

【加减】湿热日久生虫者酌加鹤虱、白鲜皮以杀虫止痒；外阴瘙痒者加荆芥、白鲜皮、紫荆皮等以疏风止痒；带中夹血者加炒地榆、茜草；大便干结者加生何首乌、大黄、火麻仁；潮热汗出、烦躁易怒者加女贞子、知母、墨旱莲。

【验案】邢某，女，退休工人，64岁。外阴瘙痒、带下量多色黄半年有余，伴头晕、心烦、腰膝酸软、四肢乏力、小腹坠胀不适，舌淡红，苔薄，脉细数。妇科检查：阴道皱襞消失，上皮菲薄，外阴及阴道黏膜充血，有散在小出血点。带下明显增多，色黄味秽。分泌物镜检未见病菌。B超检查：子宫、附件无异常改变。诊断为老年性阴道炎。中医证属肝肾阴虚、湿热蕴结下注。治以补益肝肾、除湿止痒。用上方加地锦草16g。服5剂诸症减轻，续服10剂，外阴瘙痒、黄带下、头晕心烦等症状消失。以知柏地黄丸善后，随访至今未复发。

☯ 精血亏虚方（李傲方）

【组成】生白术7g，生黄芪6g，茯苓6g，当归7g，龙眼肉4.6g，炒酸枣仁11g，制远志6g，生甘草4g。

【用法】每日1剂，水煎服，每日2次分早、晚服用。

【功效】适用于阴道炎，证属精血亏虚、肝肾不足、肝脾不调、湿热下注者。症见外阴瘙痒难忍，疼痛，白带较多，阴道灼热，伴有下腹痛，尿时外阴道刺痛，纳食较差，口苦咽干，舌红或淡红，苔腻，脉濡数。

【加减】阴虚火旺加知母、芦根、黄柏；脾虚挟湿者加薏苡仁、生姜、白芷；带下如脓者加鱼腥草、马齿苋；带下黄稠者加椿根白皮。

【验案】柴某，女，67岁，退休工人。患者阴痒20余年，入夜尤甚，痛苦不迭，难以入寐，遇春夏更剧。近来常右偏头痛，耳鸣，口干咽燥，少饮，自汗，嗳气，食欲缺乏，大便干燥，小便黄热。46岁绝经，生育5个孩子，面色发黄，营养不良，形体较瘦。舌淡裂纹，脉左沉细，寸关不应指，右沉缓。诊断为老年性阴道炎，中医辨证属肝肾阴虚、肝脾不调、湿热下注所致。治以健脾养心、滋补肝肾，佐清湿热。遂用上方加北沙参7g，生地黄7g，陈皮4.6g，炒黄柏4g。水煎服，每日1剂。服药8剂痒止，眠安，诸症均减，继以归脾汤化裁配制丸药调理至痊愈。

【按语】本方是由《济生方》中归脾汤化裁而成。老年妇女阴痒症，西医称之为老年性阴道炎，系由肝经湿热，或肝经郁热，或肝脾不调，或阴虚血燥而致发。总之，病变在于肝肾、肝脾，生殖功能失调。本例据症阴痒，夜甚难寐，逢冬春加剧，形体消瘦，大便干燥，舌淡裂纹，左脉沉细，知其天癸已尽，肝肾不足，精血虚亏；口咽干燥，少饮，自汗，嗳气，小便黄热，面色暗黄，右脉沉缓，知其肝肾不调，内生湿热。湿热为标，精血双亏为本，取《黄帝内经》"形不足者温之以气，精不足者补之以味"之意，治病求本，以归脾汤去木香之燥，加沙参、生地黄助当归补肝肾，加陈皮补中理气，加黄柏清除湿热，共奏健脾养心、滋补肝肾、除湿止痒之效。20余年的陈病，竟豁然痊愈。

☯ 气阴两亏汤（徐云芬方）

【组成】蒲公英、炙黄芪各16g，太子参、生薏苡仁、鸡冠花各28g，柴胡6g，升麻14g，生地黄、熟地黄、山茱萸、淮山药、椿白皮各14g。

【用法】水煎内服，每日1剂。配用西药己烯雌酚0.25mg口服，每日1次，8天为1个疗程。

【功效】适用于阴道炎，证属脾肾不足、气阴两亏、湿热下结者。

临床表现为阴道分泌物增多，呈黄色水样或脓性，常混有少量血液，阴道下坠，灼热不适，伴尿频尿痛。

【方解】气阴两亏汤方中黄芪、太子参、升麻、柴胡益气补中，使脾气充，陷气升；地黄、山药、山茱萸补肾益阴；苡仁、蒲公英、鸡冠花清利下焦湿热；椿白皮固涩止带。全方合用补脾肾、益气阴、祛湿热，则疾病自愈，配合西药提高激素水平，更起到事半功倍的作用。

【加减】尿急、尿频加萹蓄草 16g；纳呆者加砂仁 4g，炒苍、白术各 14g；分泌物夹血者加血余炭、藕节炭各 14g；阴痒者加用生百部、生黄柏、苦参各 28g，枯矾 6g，煎水坐浴外洗。

【验案】李某，女，61 岁，退休老师，绝经 4 年。黄浊带 3 个月，伴尿频、下阴坠胀。患者带下黄浊量多，腥臭，下阴坠胀，尿频、尿急，纳呆，口干，阴痒，舌红苔腻。妇科检查：阴道潮红、已萎缩，阴道壁有出血点，有脓性分泌物，伴有血丝，子宫萎缩，双侧附件未触及异常。白带检查未见滴虫、霉菌。宫颈刮片未见癌细胞。诊断：老年性阴道炎。予以上述基础方加砂仁 4g，炒苍、白术、炒枳壳各 14g，萹蓄草 16g。每日 1 剂，水煎内服。配己烯雌酚 0.25mg 口服，每日 1 次。苦参 28g，生百部 28g，枯矾 6g，煎水坐浴，每日 1 剂。1 周后复诊，黄带减少，无味，阴不痒，其余诸症均减轻。妇科检查见外阴、阴道及宫颈均无充血，分泌物量少，色淡黄。后以基础方巩固治疗 3 个月，随访半年未见复发。

【按语】气阴两亏汤是江苏江都市大桥中心卫生院自拟方。中医认为老年性阴道炎乃气阴两亏、脾肾不足、湿热下结之故。脾气不足不能固涩津液而见带下增多，不能升举气机而见下阴坠胀。肾阴不足，阴虚火旺，而见带黄甚夹血丝。湿热蕴结下焦，带下色黄如脓，并见尿频尿急。拟方治之。

☯ 滋阴清热丸（王巧明方）

【组成】枸杞子 12～16g，覆盆子 9～11g，菟丝子 11g，车前子 7g，五味子 6g。

【用法】水煎服，每日1剂，每日2次分早、晚服用。

【功效】适用于老年性阴道炎。症见带下量或多或少，色黄或赤白相兼，有臭味，头晕耳鸣，伴腰膝酸软，潮热汗出，心烦失眠，舌红，少苔，脉细数。辩证属肾虚内热者。

【方解】滋阴清热丸方中菟丝子、枸杞子、杜仲补肾滋肾；覆盆子、五味子、芡实、金樱子、乌贼骨除湿固涩止带；车前子、知母、生地黄滋阴清热利

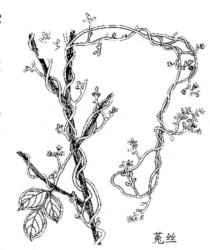

菟丝

湿。全方以补虚固涩为主，佐以滋阴清虚热而获捷效。

【加减】腰膝酸痛明显，带下量多者加杜仲16g，金樱子14g，芡实14g；心烦失眠多梦者加栀子7g，首乌藤16g。

【验案】钱某，女，59岁，退休人员，绝经3年。述白带量多，外阴灼热感，伴腰痛、体乏、烦躁、失眠多梦1年，曾在当地县医院治疗，口服及局部应用抗生素，效果不佳，时轻时重，故来诊要求中药治疗。刻诊：舌质红少苔，脉细数。患者外阴正常，阴道呈老年性改变，上皮萎缩、菲薄，皱襞消失，阴道黏膜充血，宫颈及阴道壁多量淡黄色稀薄分泌物，宫体萎缩。阴道分泌物检查：滴虫、霉菌阴性。西医诊断：老年性阴道炎。中医辩证：肾虚。方用五子衍宗丸加味：覆盆子14g，车前子14g，五味子6g，菟丝子11g，枸杞子16g，芡实14g，金樱子14g，知母14g，生地黄14g，乌贼骨11g，杜仲16g。5剂，水煎服，每日1剂。另用淡醋水坐浴，每日1～2次。5天后复诊，白带量明显减少，外阴灼热感消失，仍睡眠欠佳、腰痛，舌淡红，少苔，脉沉细。上方加酸枣仁16g，狗脊11g，继服8剂，痊愈。随访1年无复发。

【按语】滋阴清热丸出于《摄生众妙方》，作者用本方加味治疗肾虚型老年性阴道炎取得较好疗效。老年性阴道炎常见于绝经后女性，多因卵巢功能衰退，阴道局部防卫能力降低，致病菌入侵所致。中医认为患者年老肾衰，下元亏损，封藏失职，阴液滑脱而下，导致白带量多、腰

妇科病 传承老药方

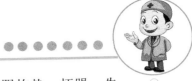

痛乏力。带下日久，阴液耗损，阴虚内热，故出现外阴灼热，烦躁，失眠多梦，舌红少苔，脉细数等症。总之，患者呈现肾虚、阴虚内热之象，故治则益肾固涩止带，佐以滋阴清热。

☯ 知母内外合治法（关幼波方）

【组成】内服处方：盐黄柏 18g，盐知母 18g，生地黄 18g，山药 28g，泽泻 18g，牡丹皮 16g，茯苓 28g。

外治处方：知母 18g，黄柏 18g，生地黄 28g，山茱萸 18g，牡丹皮 16g，野菊花 28g，淫羊藿 16g，蛇床子 28g。

【用法】内服，水煎服，每日 1 剂，15 日为 1 个疗程。外治每日 1 剂，煎汤熏洗坐浴，15 日为 1 个疗程。

【功效】适用于阴道炎，证属肝肾阴虚火旺者。其主要症状为：白带增多，呈淡黄色或脓性，有臭味，有时带血，甚至发生少量出血，外阴皮肤受分泌物刺激后可引起瘙痒或灼痛，患者感到下腹坠胀及阴道有灼热感，舌红，少苔，脉细数。

【方解】内服方中熟地黄、山茱萸、山药滋肝补肾，知母、黄柏清热补气，茯苓配山药健脾利湿，泽泻配熟地黄补肾泻浊，牡丹皮配山茱萸养肝血、清肝热，诸药共奏清热滋阴之功。外洗方中知母、黄柏、野菊花、牡丹皮清热解毒，凉血利湿；淫羊藿、枣皮有类雌激素作用，可使外阴、尿道口、膀胱三角区等雌激素靶器官的微环境改变，有利于炎症的消除。

【加减】若白带量多不止者，加煅牡蛎（先煎）28g，芡实 28g，莲须 14g，以固涩止带；若腰酸痛、夜尿多者，加杜仲 18g、金樱子 18g；若带下呈脓性、血性者，加苦参 14g，龙胆草 14g；若阴阳两虚，烘热汗出、形寒者，加仙茅 14g，淫羊藿 18g 温补肾阳，阴阳并治；若心肾不交，心悸失眠、烦躁者，加柏子仁 18g，五味子 14g，以宁心安神。

【验案】何某，女，已婚，41 岁，营业员。患者因白带量多、色黄、味臭 10 天就诊。伴有腰痛、体乏、外阴瘙痒、阴道内有烧灼感、烘热汗出等症状。妇科检查发现宫颈、阴道充血，阴道、子宫萎缩，宫颈刮片未发现恶性细胞。白带常规：清洁度（Ⅳ°），滴虫（—），霉菌（—）。用上述中药内外并治，每日内服外用各 1 剂，共治疗 7 天后复诊，患者自诉症状完全消失，查白带常规（—），妇科检查宫颈、阴道充血消失。门诊随访 3 个月，病情无复发。

【按语】知母内外合治法以《医宗金鉴》知柏地黄丸为基础化裁而成。笔者认为阴道炎是因患者久病或体弱、肝肾不足、带脉失约引起。临床上以肝肾阴虚火旺型多见，表现为标实，但病本为虚，肾虚是其主要原因。女性肾气虚，天癸渐竭，性功能逐渐衰退，处于绝经后期；或者部分中、青年妇女体质素虚，致使性功能衰退，机体阴阳失于平衡。肾虚失养，阴道黏膜萎缩，阴道局部抵抗力减弱，邪气直犯阴中，而以湿邪皆盛，湿从热化，表现为阴道局部炎症。中医治疗阴道炎从整体出发，以补益肝肾为主，配以杀虫止痒，在内治同时结合外治，收到了很好的疗效。

☯ 肾气虚衰方（郭遂成方）

【组成】外用方：野菊花 18g，土茯苓 18g，苦参 18g，败酱草 18g，紫花地丁 18g。

内服基本方：山茱萸 14g，生地黄 14g，淮山药 14g，泽泻 14g，牡丹皮 14g，茯苓 14g，蒲公英 18g，金银花 18g。

【用法】外用方，每日 1 剂，煎水熏洗患处，早、晚各 1 次，每次 15 分钟。内服方，水煎服，每日 1 剂，分 3 次温服。内服和外用 12 天为 1 个疗程，连用 2～3 个疗程。

【功效】适用于阴道炎，证属肝肾阴虚或湿热下注者。肝肾阴虚者症见阴中干燥灼热、刺痛或微痒，色黄质稀，带下量多；头昏耳鸣，口眼干燥，腰膝酸软，五心烦热，便艰尿黄；舌红少苔，脉细数无力。湿热下注者症见痒痛明显，阴中灼热，带下量多，其气秽臭，色黄质稠；口苦咽干，口渴喜冷饮，尿短赤伴疼痛，大便秘结；舌红苔黄，脉数或弦滑。

【加减】湿热下注证加鱼腥草 18g，车前子 16g，玄参 14g。肝肾阴虚证加知母 6g，黄柏 6g，枸杞子 14g，女贞子 14g。

【验案】崔某，女，53岁，工人。主诉阴道内流出黄色水样分泌物半月余。外阴及阴中灼热、刺痛，时感干燥或微痒，伴头昏眼花、耳鸣、腰酸腿软、口干烦躁。曾用高锰酸钾溶液、苏打水外洗无效。妇检：外阴充血，小号窥阴器进入阴道时感到十分疼痛，阴道分泌物较多，呈黄水样，阴道黏膜萎缩，皱褶消失，无弹性，明显充血，见少许散在点状出血。阴道清洁度Ⅳ°，分泌物生化未检查出霉菌、滴虫、淋菌。宫颈刮片防癌检查阴性。西医诊断为阴道炎。中医辨证：肝肾阴虚、热毒内侵。治则滋补肝肾、清热解毒。处方：上内服方加用知母 6g，黄柏 6g，玄参 14g，墨旱莲 11g，每日 1 剂，煎水熏洗坐浴，早、晚各 1 次，治疗 15 天后症状消失。妇检：除见阴道黏膜萎缩、轻度潮红外，其余体征均消失，阴道清洁度Ⅰ°。继续用中药外洗方 8 剂，并投以知柏地黄丸口服半个月善后，随访 1 年未复发。

【按语】本方是江西中医学院附属医院徐晓经验方。老年性阴道炎，中医辨证可分为肝肾阴虚、湿热下注两证。但临床上大多数病人均是两证症状兼见，只是某一症状有所侧重而已。作者认为均属于本虚标实之证。患者天癸竭尽，肾气虚衰，肾精亏损，湿热之邪易于乘虚而入，导致疾病的发生。本例病人采用滋补肝肾固本，清热解毒治标，标本同治，内外用药，故获得了较好疗效。

肾阴偏虚方（李青云方）

【组成】①蛤蟆草浓缩剂：鲜草 500g。②蛇床子 28g，白鲜皮 28g，苦参 18g，黄柏 14g，败酱草 14g，五味子 16g。

【用法】①鲜蛤蟆草 500g，加水 1000ml，火煎浓缩至 500ml 过滤，以浓缩液涂洗阴道，每日 1 次，7 天为 1 个疗程。②蛇床子 28g，白鲜皮 28g，苦参 18g，黄柏 14g，败酱草 14g，五味子 16g。煎汤熏洗坐浴 20 分钟，每日 2 次。③内服基本方水煎服，每日 1 剂，7 天为 1 个疗程。

【功效】适用于老年性阴道炎，证属阴阳俱虚、肾气衰弱、湿热侵

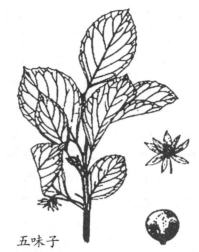

五味子

淫者。其症见阴道瘙痒热痛，带下量多色黄，伴心烦少寐、食欲缺乏、咽干口苦、尿频尿赤。舌质红，苔白腻或黄腻，脉细数或兼滑数。

【加减】配合内服基本方：生、熟地黄各 16g，山茱萸 11g，女贞子 18g，白芍 11g，枸杞子 16g，土茯苓 28g，黄柏 14g，墨旱莲 11g，大、小蓟各 11g，地肤子 16g。

【验案】王某，女，56 岁，退休人员。主诉阴道瘙痒热痛，阴道频频流黄色水样液体，有异味，瘙痒，外阴刺痛。起病 2 周。患者因劳累发病，近日症状加重，分泌物增多，伴心烦不宁、少寐、食欲缺乏、不耐劳累、口干苦不多饮水、尿频尿赤。检查：阴道壁黏膜充血，水肿，阴道分泌物涂片镜检脓球（＋～＋＋），滴虫（－）、霉菌（－）。患者舌质红，苔白兼黄而腻，脉细数兼滑数。西医诊断：老年性阴道炎。中医辨证为肾气衰弱、阴阳俱虚、正气不足则湿热毒邪侵淫下焦阴户，治则益脾补肾、清热除湿解毒。以上述内服方出入和外用药同时并治。用药 1 周，诸症大减，阴道分泌物减少、色转清，涂片检查脓球 6～8 个。用药 10 天，症状消失，阴道分泌物化验转阴。然后仅保留内服方中的生地黄、熟地黄、山茱萸、枸杞子、女贞子、白芍、淮山药、白术、墨旱莲等滋肝养肾、益气健脾药品继续治疗 5 天。共治疗 15 天后，检查阴道黏膜炎症现象完全消失，阴道分泌物检查 5 次转阴。

【按语】本方是江西省九江市妇幼保健所的经验方。中医认为由于老年患者肾气已衰、阴阳俱损而引起了生殖器官的衰退，虚不胜邪，湿热之毒乘虚侵淫生殖道导致炎症发生。故治疗上应扶正祛邪，补肾益脾，同时清解湿热之毒。补肾要根据病情平调阴阳。调摄肾气阴阳应以滋补肝肾养阴血药为主。调摄阴阳即扶助正气，增加机体的抗病能力，在炎症被控制后或炎症修复期继续使用滋养肝肾阴血之药，可促进阴道上皮的恢复，缩短疗程，巩固和提高疗效。

第十四章 宫颈炎

       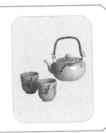

☯ 强筋壮骨丸（陈益昀方）

【组成】苍术、黄柏、牛膝、薏苡仁各 11g。

【用法】研末，过筛去渣为丸。每次 8g，温开水送服，每日 2 次。

【功效】利湿清热。用于慢性宫颈炎属湿热下注。

【方解】强筋壮骨丸所治，是湿热下注所致之证。方中苍术利湿健脾；黄柏清热燥湿；牛膝补肝益肾，强筋壮骨，薏苡仁祛湿清热，利筋活络。四味合用，为治湿热所致诸证之妙方。

【加减】若阴户灼热，小便短赤，舌红苔黄，属热偏重者，酌加金银花、板蓝根、连翘、蒲公英、红藤、败酱草等，以清热解毒；胸胁胀痛，头痛口苦，烦躁易怒，大便干结者，酌加龙胆草、栀子、大黄、火麻仁、木通、车前子，以清泻肝火，渗利湿热；若阴户痒甚者，酌加苦参、黄柏、蛇床子、地肤子，以清热利湿止痒。

【验案】王某，女，已婚，31 岁，营业员。1981 年 9 月 25 日诊。产后感染，经注射青霉素治疗，症状缓而未解。带下黄白兼赤，其气臭秽，质稠，前阴坠痛，小便热亦不畅，大便秘结，少腹疼痛，腰臀酸痛，外阴灼热红肿。舌苔黄腻，脉濡滑数。中医辨证属冲任虚损，湿毒下注，法当祛邪为先。上药 8 剂后带下减少，气秽亦除，舌尖红绛、苔腻渐退。药用苍术、黄柏、蒲公英、甘草梢、牡丹皮、当归、炒白芍药、怀牛膝、忍冬藤、川草薢。连服 5 剂，诸症明显好转，外阴红肿灼热亦退，唯食欲欠佳。再用原法，佐以健脾之品，服 12 余剂而愈。

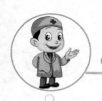

☯ 行血顺气方（陈国新方）

【组成】红花、当归、桃仁、香附、延胡索、赤芍、川芎、乳香、丹参、青皮、生地黄各6g。

【用法】水煎服。每日1剂，每日2次温服。

【功效】顺气行血。用于妇女瘀血凝滞，日久不治则成癥瘕，并兼有热结下焦者或有寒袭下焦者。此症必时时作痛，或小腹板急。

【方解】本方所治属气滞血瘀所致。行血顺气方中红花、桃仁、延胡索、青皮、乳香活血行气；当归、赤芍、川芎、地黄即四物汤，乃补血之基本方，

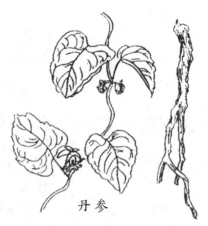

丹参

本方改用生地黄、赤芍，取其活血凉血之功；丹参能去旧血生新血；香附乃气中血药，行走三焦，以佐诸活血药之力。配伍成方，共奏行气活血之功。

【加减】带下色黄者，酌加黄柏、苦参、椿白皮、墓头回以清热，利湿，止带；气虚少力神疲者，酌加黄芪、党参、大枣、炒白术以健脾补气。

【验案】田某，已婚，29岁，教师。以多年来带下量多为主诉，于2007年4月8日来医院就诊。患者1年多来带下量多，色白质黏稠，精神倦怠，体倦肢乏，纳少便溏，小腹时痛，腰脊酸困，月经周期尚准，经量适中，色淡红，经期5～7天，末次月经2007年3月24日。近日曾在社区医院妇科检查，诊断为宫颈Ⅱ度糜烂伴慢性盆腔炎。因不愿接受物理疗法，前来求治。患者舌淡、苔白腻，脉沉细，证属脾虚湿浊下注之带下病，治以益气健脾，除湿止带为法，方选红花桃仁煎。在内服中药的同时采用自拟宫糜散局部外用。用药1周后见效，5周后症状明显改善，连续治疗3个月经周期，宫颈局部糜烂和其他临床诸证消除而告

妇科病 传承老药方

愈，一年后随访未见复发。

☯ 理气升阳汤（林鹤和方）

【组成】山药（炒）28g，炒白术 28g，人参 6g，白芍（酒炒）16g，车前子（酒炒）7g，甘草 4g，陈皮 1.6g，黑荆芥穗 1.6g，柴胡 1.6g。

【用法】水煎服。每日 1 剂，每日 2 次温服。

【功效】化湿止带，补中健脾。用于脾虚肝郁，湿浊下注，带下色白或淡黄，清稀无臭，倦怠便溏，面色无华，舌淡苔白，脉缓或濡弱。

【方解】理气升阳汤中重用白术、山药以健脾束带；人参、甘草补气扶中；苍术利湿健脾；柴胡、白芍、陈皮解郁舒肝，理气升阳；车前子渗湿利水；黑荆芥穗入血分祛风胜湿。全方脾、胃、肝三经同治，具有益气健脾，升阳利湿之功。

【加减】如肾虚腰痛者，酌加杜仲、蛇床子、菟丝子；寒凝腹痛者，酌加香附、陈皮、艾叶；若带下日久，滑泄不止者，酌加金樱子、五味子、龙骨、芡实、乌贼骨之类。

【验案】马某，女，47 岁，工人，2002 年 4 月来诊。主诉白带量多，色黄质稀 10 余年，伴有腰痛，眼花耳鸣。临床检查为重度宫颈糜烂（颗粒型）。经门诊上方治疗，第 1 个疗程后白带明显减少；第 2 个疗程后白带清晰稀，无腰痛，检查为宫颈中度糜烂（单纯型）；第 3 个疗程后临床已无症状，检查宫颈糜烂面变为光滑。嘱其注意外阴清洁卫生，禁止性生活 2 个月。

☯ 地黄消炎汤（韩百灵方）

【组成】山药 11g，熟地黄 24g，山茱萸 11g，茯苓 11g，泽泻 7g，牡丹皮 7g，五灵脂 11g，蒲黄 11g。

【用法】水煎服，每日 1 剂，分 3 次温服，7 剂为 1 个疗程，需要用药 5 个疗程。

【功效】活血化瘀，滋补阴津。适用于宫颈炎。

【方解】地黄消炎汤中熟地黄益气补肾，养血补肝，填精益髓；山药补脾益胃，生化气血，助熟地黄滋阴补血；山茱萸补肝养肾，强筋健骨，健脾固涩精气；泽泻泻熟地黄之浊腻壅滞；茯苓渗湿健脾，既助山药补气益肾，又使山药固脾不恋湿；牡丹皮既能清虚热，又能制约山茱萸，温不助热；五灵脂、蒲黄，活血化瘀止痛。

【加减】若阴虚甚者，加天冬、女贞子、麦冬，以滋补阴津；若瘀甚者，加水蛭、红毛七、虻虫，以活血逐瘀；若五心烦热者，加地骨皮、牡丹皮、胡黄连，以清退虚热；若盗汗者，加五味子、牡蛎，以敛阴止汗；若大便干结者，加麻仁、肉苁蓉，以润肠通便等。

【验案】常某，女，32 岁，工人。有 3 年宫颈糜烂病史，曾服用中西药，没有达到预期治疗效果，近因病情加重前来我院诊治。中医刻诊：带下量多，色黄，臭秽，腹胀，性交痛，时有性交后阴道出血；肢体困重，倦怠乏力，面色不荣，失眠健忘，阴部瘙痒，口苦口腻，舌质红，苔黄腻，脉虚弱，辨为痰热气虚证。治当清热化痰，健脾益气。用上方 6 剂，水煎服，每天 1 剂，每日 3 服。第二诊：小腹下坠空痛略有减轻，予前方 5 剂。第三诊：阴部瘙痒基本解除，予前方 5 剂。第四诊：带下减少，予前方 5 剂。第五诊：性交后未再出现阴道出血，予前方 5 剂。第六诊：诸证均有明显减轻，予前方 5 剂。之后，为了巩固治疗效果，予前方变汤剂为散剂，每天分 3 服，每次 7g，治疗 3 个月。随访 1 年，一切正常。

☯ 健脾补肾汤加减（周小平方）

【组成】白术、茯苓、续断、杜仲、紫石英（先煎）、蛇床子、骨碎补、五灵脂、钩藤（后下）、赤芍、白芍各 14g，党参 16g，广木香 7g，广陈皮 6g，荆芥 6g，薏苡仁 18g。

【用法】水煎 2 次，过滤去药渣，得药液约 400ml，每日 1 剂，分早、晚 2 次服，12 天为 1 个疗程。

【功效】温肾健脾，燥湿止带。用于阴道炎反复发作，经间排卵期。症见反复带下，量多色白，质黏，阴痒，清早大便稀溏，时有小腹隐痛，夜寐不佳，颜面发红，舌质红，苔腻，脉细弦。

【方解】健脾补肾汤加减方中党参、茯苓、白术、薏苡仁、续断、杜仲补肾健脾；紫石英、蛇床子温肾除湿，利湿止痒；骨碎补温阳固涩；钩藤清降心火。

【按语】中医认为，带下病以湿为核心，初期发病宜祛湿为主，若反复发作，则需从本质方面考虑，需要调理脾、肝、肾等脏腑功能，注意气血阴阳周期性变化节律。此病乃反复发作，用完带汤难以取效，用此方可健脾、温肾、除湿三者兼顾，共奏良效。

☯ 泻下热结汤（沈国良方）

【组成】败酱草、冬瓜仁、薏苡仁、山药、金樱子、忍冬藤各28g，绵茵陈26g，茯苓18g，麦冬16g，黑栀子16g。

【用法】每剂煎2次，过滤去药渣，得药液约400ml，分早、晚2次服，2周为1个疗程。

【功效】利湿清热止带，佐以健脾。常用于盆腔炎、输卵管阻塞性不孕症、盆腔粘连。症见带下量多、色黄、质稠，或黄白相兼，或黄赤杂见，或有臭秽气，下腹或下阴有灼热感；或外阴瘙痒，可伴有月经先期，量多；或经期延长，经色鲜红或深红，小便热痛涩少，

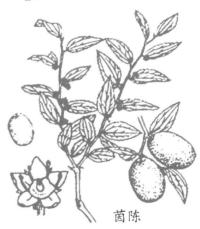

茵陈

大便溏臭；甚或身发低热，口干，舌红，苔黄腻，脉滑数或弦滑。

【方解】泻下热结汤方中绵茵陈、败酱草、忍冬藤、黑栀子等清热利湿；冬瓜仁、薏苡仁、茯苓等除湿止带。

【加减】热甚加青蒿、金银花、连翘、紫花地丁；腑实便秘则加大黄、芦荟，以泻下热结。

【医例】苗某，女，已婚，48岁，工人。近半年来带下量甚多，色黄、质清稀如水，气味腥臭，腰部酸软，疲乏无力，精神困顿，面色㿠

白，食欲缺乏，舌淡苔薄白，脉沉无力。曾数次到医院求治，均诊为宫颈炎，给洁尔阴（外洗），妇炎栓及己烯雌酚阴栓、口服抗宫炎片等均没有达到预期疗效。阴道分泌物镜检未见特异致病菌。中医辨证属肾气亏虚，任脉不固，8 剂药后带下量明显减少，继用 5 剂后诸症皆除，嘱服肾气丸，2 个月后停药未见复发。

【按语】宫颈炎属湿热为患，热可伤津，湿碍气机，若处理不当，可损伤气阴，故清热毋过苦寒，以免损伤正气；利湿勿太峻猛，以防耗竭阴津。配合熏洗方［防风、白矾（冲）各 18g，蛇床子、黄柏、荆芥、海桐皮、蒲公英、仙鹤草各 28g］用于外阴瘙痒者，疗效显著。

☯ 清热利湿解毒汤（王奕方）

【组成】厚朴 14g，绵茵陈、茯苓、佩兰、布渣叶、金银花、白花蛇舌草各 16g，黄柏 14g。

【用法】每剂煎 2 次，过滤去药渣，得药液约 400ml，分早、晚 2 次服，7 天为 1 个疗程。

【功效】解毒清热，利湿止带。用于盆腔炎、宫颈炎以及阴道炎。症见带下量多，色黄或黄绿如脓，质稠，气臭秽，胸脘痞闷，下腹胀痛，纳呆，口干，小便黄，大便不爽，舌红，苔黄腻，脉滑数。

【方解】清热利湿解毒汤方中绵茵陈、布渣叶、黄柏清热泻火；茯苓等利湿止带；佩兰、厚朴化湿除满；金银花、白花蛇舌草利湿清热解毒。

【加减】腹痛甚加香附 11g，延胡索 11g，以理气止痛；若大便干结，加大黄（后下）7g，枳实 16g，以通腑泄热。

【验案】宋某，已婚，38 岁，工人，因白带多，色黄，气味腥臭就诊。患者 3 个月前到医院检查，白带涂片，见有病菌感染，诊断为"宫颈炎"。妇科检查：阴道黏膜充血；宫颈中糜，宫体正常大小，活动；附件（一）。宫颈刮片，未见癌细胞。查血糖阴性。诊脉濡数，舌苔薄黄。带下量多色黄绿，质黏，气秽，外阴瘙痒有灼热疼痛感，素有尿路感染，时有尿频、急。中医辨证属湿热下注，蕴结成带。治法：清热利湿解毒。用上方每日 1 剂，水煎服。外用苦参洗剂，煎汤熏洗坐浴。经治 2 周，白带复常。

【按语】《女科证治约旨》谓："因思虑伤脾，脾土不旺湿热停蓄，郁而化黄，其气臭秽致成黄带。"故女性湿热为带，咎在土虚木郁。此系湿毒蕴热，注于下焦，郁滞气机。

☯ 健脾补肾化湿方（李胜明方）

【组成】白术、白芍、海螵蛸、菟丝子、山药各 7g，党参、焦薏苡仁、杜仲、续断各 11g，茯苓 14g，乌鸡白凤丸 2 粒。

【用法】水煎服，每剂煎 2 次，滤去药渣，得药液约 400ml，分早晚 2 次服，7 天为 1 个疗程。

【功效】补肾健脾化湿。症见白带绵绵，色白略带有腥气，或偏多，甚则劳累而下，久则伴头晕，腰酸，耳鸣，疲倦乏力；大便欠实，苔薄，质略淡，脉濡。

【方解】健脾补肾化湿方中党参、白术、茯苓、山药补助脾元，益气活血，升化水湿；薏苡仁一味健脾而不滋腻，为清补利湿之剂，与茯苓、白术配伍尤佳；海螵蛸固涩收敛；菟丝子固泄补肾，益脾止带；续断、杜仲补肾壮腰，统摄精窍而固托带脉；乌鸡白凤丸补齐养血，调经止带。

【按语】对脾肾两虚之带下，以扶正收涩为法而获效。此外，在用汤剂的同时还配以乌鸡白凤丸补气养血，调经止带，增强疗效，使带下之患速疗，余症亦已不见。

☯ 壮腰益肾汤（刘丹方）

【组成】芡实 28g，炒山药 28g，盐黄柏 6g，车前子 4g，白果仁（捣碎）10 枚。

【用法】水煎服，每剂煎 2 次，过滤去药渣，得药液约 400ml，分早、晚 2 次服，连服 5 日。

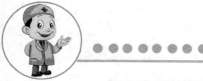

【功效】清利湿热，补任脉之虚。本方常用于盆腔炎、阴道炎、月经延长、经间期出血等。症见面黄神疲，腰困带黄，其气腥秽，舌质淡，苔薄，脉细弦。

【方解】壮腰益肾汤方中山药、芡实补虚利水，补脾肾之虚；黄柏清肾中之热以解任脉之炎；车前子除湿，然量少而酒炒，利水之味实俱利湿之性；白果仁入任脉之中以止带固涩。

【加减】腰困加菟丝子、续断以壮腰益肾；黄带清稀量多，加生龙骨、生牡蛎、海螵蛸固涩止带；黄带黏稠、味臭有热，加茵陈、栀子利湿清热。

【按语】中医认为黄带的发病原因多种多样，严鸿志在《女科证治约旨》中说："因思虑伤脾，脾土不旺，湿热停聚，郁而化黄，其气臭秽致成黄带。"这是指脾虚，湿郁化黄的原因。《妇人良方》谓："损太阴脾经。"青主曰："夫黄带者，乃任脉之湿也……所以世人有以黄带为脾之湿热，而单去治脾，而不得痊者是不知真水，真火合成丹邪、元邪，绕于任脉、胞脉之间，而化此黔色也，单治脾何能痊乎？"从"任冲隶属阳明"和"冲任隶属于肝肾"来说，任脉与脾、肾、肝三经的关系是十分密切的。故任脉的病变同它所属的脏腑是分不开的。故青主所论述任脉之湿热，寓意更较脾之湿热深得多，这在临床有重要意义。青主曰："补任脉之虚，而清肾火之炎，则庶几矣，方用易黄汤。"临证用本方治疗黄带，无论脾虚、肾虚等，均易加减奏效；而湿热实证，如肝经湿热者，则非所宜。

🔅 泻火存阴方（周仲瑛方）

【组成】白花蛇舌草、土茯苓、蜀羊泉、墨旱莲各28g，炒知母、炒黄柏各11g，鸡冠花11g，生地黄、熟地黄、椿根皮、车前子（包）、贯众炭、乌贼骨、熟女贞子、杜仲各16g。

【用法】水煎服，每剂煎2次，过滤去药渣，得药液约400ml，分早、晚2次服，7天为1个疗程。

【功效】益肝肾，清湿热，束带脉。多用于子宫内膜炎、细菌性阴道炎、经期延长或经间期出血等。症见带下多，色黄或黑黄相兼，质稠，有气味，阴部灼热，或阴部瘙痒；五心烦热，腰酸腿软，咽干口燥，失眠多梦，舌红，苔少或黄腻，脉细数。

【方解】泻火存阴方中知母配黄柏清利下焦，泻火存阴；白花蛇舌草、土茯苓、蜀羊泉解毒除湿；车前子清热利湿；鸡冠花配椿根皮，乌贼骨配贯众炭，治利愈带；加生地黄、熟地黄、女贞子、墨旱莲、杜仲肝滋补肾。

【加减】如伴阴痒，加苦参片、茵陈、地肤子以清热燥湿杀虫止痒。

【验案】田某，女，37岁，农民。于2005年10月21日来医院就诊。患者下腹坠胀疼痛1年余，时轻时重，伴月经不调，近来因受寒加重。就诊时小腹刺痛，痛时波及腰骶部，白带增多，色黄质稀，舌苔薄腻微黄、边有瘀点，脉滑。妇科检查子宫活动受限，左侧附件增厚，有压痛，B超检查见宫颈有积液。诊为宫颈炎，予头孢曲松钠2.0g加0.9%氯化钠水溶液250ml、甲硝唑葡萄糖液250ml（内含甲硝唑500mg）静脉滴注，每日1次，连用8天；同时用上方，每日1剂，煎水2次，混合分2次服用，早、晚各1次，每日1次，8天为1个疗程，1个疗程后患者症状消失。停西药治疗，续予中药治疗1个疗程后复查，患者主诉无不适，妇检子宫及附件无压痛，B超检查显示正常，随访半年无复发。

【按语】中医《诸病源候论》认为："漏下黑者，是肾脏之虚损，故漏下而挟黑也。"治疗方法，重在辨证，虚、实分清，则治有所循，虚则补之，实则泻之。本方补益肝肾，清湿利热，寓利于清，寄消于补，下逐湿热治带。

☯ 益气养阴固本汤（刘燕玲方）

【组成】山药16g，党参16g，生地黄18g，茜草11g，白芍11g，龙骨11g，牡蛎11g，乌贼骨11g，白头翁11g，败酱草11g，地榆11g，土茯苓16g，鸡冠花11g。

【用法】每日1剂。水煎服。每日3次温服。

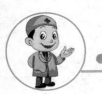

【功效】凉血清热祛瘀，解毒除湿止带，养阴益气固本。适用于宫颈炎。

【方解】益气养阴固本汤中重用生地黄配茜草凉血清热，化瘀止血；白头翁、败酱草、土茯苓等泻热凉血，解毒除湿；龙骨、牡蛎、乌贼骨等固涩止带；山药、党参、白芍等滋阴而固元气。全方共奏凉血清热祛瘀，解毒化湿止带，益气养阴固本之效，使节育器置宫腔之瘀热湿毒之血带证得以治愈。节育器为有形之物搁置宫腔，视为"瘀滞"，瘀久化"热"，从"瘀"、"热"辨证是本病的关键。

【验案】李某，女，37岁，教师，已婚。1993年1月3日来医院就诊。赤带9年，加重2年。

自述9年前置宫内节育器，置节育器初期月经量增多，带白，半年后正常，但偶现带中夹血丝或呈酱色，有异味，时腰腹隐胀，因工作较忙，未重视治疗。近2年赤白带次数频繁，腰腹坠胀痛加重。曾到社区医院检查，均诊为"宫颈炎"。多次透视节育器位置正常。用过多种抗生素及中草药，疗效都不理想。医生曾主张取器治疗，因担心其他避孕方法不适应而未服从。就诊时带下酱色并臭秽，腰腹坠胀痛，神疲乏力，失眠健忘，夜寐多梦。舌胖暗红，舌根苔薄黄腻，脉细。诊其为带下过多（置节育器后副反应），中医辨证属瘀热湿毒蕴结，气阴两虚。此为节育器及有形之物搁置宫中，必碍气机，胞宫内气血瘀滞不畅，瘀久化热，热迫冲任，日久耗伤气阴，湿毒之邪趁虚而入，故见带下有血，带多且臭，腰腹坠胀痛，精神不振，口干心烦，夜寐多梦等的瘀热湿毒蕴结，气阴两虚之证。

服上方3剂后二诊（1993年1月7日）：赤带止，腹痛减轻。上方不变，续服2周。

第三诊（1993年1月25日）：血带未现，余症明显好转。上方不变，续服6剂。

2个月后来述疗效稳定。

【按语】宫内节育器副反应是指置节育器后出现经期延长、月经量多、白带有血、腰腹坠胀等一系列症状。节育器为有形之物搁置宫腔，必碍气机，胞宫内气血瘀滞不畅，热迫冲任，瘀久化热，致带下有血；

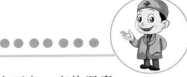

日久耗伤气阴，失眠健忘；湿毒之邪乘虚而入，使带多而臭；瘀热湿毒内阻，导致腰腹坠胀痛。本证应属瘀热湿毒内蕴、阴血耗伤为主的虚实夹杂证。用《医学衷中参西录》的"清带汤"加减治疗此病，"清带汤"原意"治妇女赤白带下"。

☯ 止带固带加味汤（陈贵贤方）

【组成】芍药 18g，柴胡 11g，当归 11g，茯苓 12g，苍术 16g，炙甘草 14g，薏苡仁 18g，败酱草 18g，木香 11g，白芷 11g，川楝子 11g，延胡索 11g，川续断 28g，狗脊 28g，桑寄生 18g，陈皮 14g，炒麦芽 16g，枳实 14g，郁金 14g。

【用法】水煎服，每日 1 剂。每日 3 次温服。

【功效】益气健脾，疏肝解郁，利湿清热，止带固带。适用于宫颈炎。

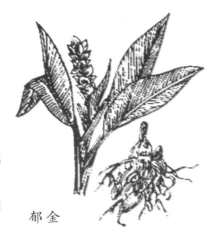

郁 金

【验案】苗某，女，29 岁，教师，已婚。1998 年 12 月 26 日就诊。主诉：带下量多，质稠，伴腰痛腹痛反复发作 2 年。

患者自诉 2 年前开始带下量增多，质稠，色白稍黄，月经错后，量中等、色暗紫，伴有小腹胀痛，体困力乏，食差，口干口苦，大便干结，小便正常，在其他医院检查诊为慢性盆腔炎。曾服消炎药治疗，效果不显，症情时好时坏而求治。见患者舌淡暗，苔薄白腻，脉弦滑。诊其为带下过多（慢性盆腔炎），证属湿热下注。肝郁脾虚，气弱湿盛，则水湿浊液下流。

第二诊（1998 年 12 月 30 日）：服药 4 剂，带下色变白、量减少，腹痛腰痛减轻，诸症好转。因临近经期，前方加香附 14g，益母草 16g，再服 4 剂。

第三诊（1999 年 1 月 2 日）：服药 3 剂，月经来潮，量中等、色暗、无血块，腹痛、腰痛较服药前为轻。又以原方治疗 2 个月，带下明显减

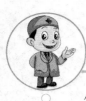

少，腹痛、腰痛已无，纳食增加，二便自调，疾病基本缓解。为巩固疗效，又改汤剂为丸药，服用1剂。

两年后随访，带下未再复发，月经也已复常。

【按语】关于带下的病因，《傅青主女科》曾说："带下俱是湿症"。这里的"湿"，包括脾虚成湿和外邪致湿两种。中医认为本病的发病与脾肾关系密切。因脾喜燥恶湿，主司运化，"诸湿肿满，皆属于脾"（《素问·至真要大论》）。感受外湿，湿邪为病易于伤脾，饮食不节，劳倦过度易致脾虚，脾气虚损不能运化水液，水湿内停，流注于下，可致带下；肾为水脏，主管冲任带脉，肾虚气化失常，水湿内停，又不能固护任带，任脉损伤，带脉失约，也致带下。

妇科病
传承老药方

第十五章
子宫脱垂

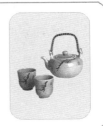

☯ 补中益气汤（孙永红方）

【组成】黄芪（蜜炙）7g，人参 4.6g，白术 7g，升麻 1.6g，当归 7g，柴胡 1.6g，白芍 4.6g，龙骨 7g，牡蛎 7g，熟地黄 16g。

【用法】水煎去渣。每日 1 剂，每日 3 次温服。

【功效】益气补中，升阳固脱。用于阴中挺出，劳则加剧，卧则消失，小腹坠胀，四肢乏力，面白少华，少语懒言，带下色白，量多质稀。

【方解】补中益气汤中熟地黄滋阴补血，人参补气扶元，黄芪益气补中，白术培土益脾，当归养血脉以荣经，白芍敛肝阴以和血，升麻升阳明清气，柴胡升少阳清气，龙骨涩精秘气，牡蛎涩精固阴。水煎温服，使气阴内充，则清阳不复下陷，而阴挺自收也。

【加减】如子宫脱垂Ⅲ度者，须重用人参、黄芪，酌加炙乌梅、五味子、金樱子、枳壳等收涩固脱之品；兼湿热，肛门肿痛，阴道红肿糜烂，带下量多，色黄如脓，有臭秽者，酌加黄柏、苍术、佩兰、椿白皮以清热利湿。

【验案】李某，女，31 岁，农民，1975 年 1 月 20 日来医院就诊。患者产后失血过多，营养不良，体弱乏力，子宫脱出如小茄状，今已月余，腰膝酸痛，心悸气短，食欲不佳，精神倦怠，面色无华，脉沉细，舌苔薄白。中医辨证：产后失于摄养，中气虚而下陷，肾气不能固涩，最易出现子宫下垂之症。治以益气补中，固摄下元。方用补中益气汤。上方连服 6 剂，子宫内收未再下垂，唯劳动过力之时，小腹觉有下坠感。继服原方 8 剂，诸症悉除。

☯ 脾胃气虚汤（李辉祥方）

【组成】人参 7g，黄芪、甘草各 16g，当归身 6g，陈皮、升麻、柴胡各 6～7g，白术 7g。

【用法】上药研末，用水 400ml，煎至 200ml，去渣，空腹时稍热服。

【功效】升阳举陷，补中益气。用于少气懒言，脾胃气虚，四肢无力，饮食乏味，困倦少食，不耐劳累，动则气短；或气虚发热，气高而喘，渴喜热饮，身热而烦，其脉洪大，按之无力，皮肤不任风寒，而生寒热头痛；或气虚下陷，久泻脱肛以及清阳下陷。现用于子宫脱垂、胃下垂或其他内脏下垂。

【方解】脾胃气虚汤是治疗中气不足、气虚发热及中气下陷之代表方。方中黄芪益气补中，升阳固表为君药；人参、白术、甘草甘温益气，补益脾胃为臣；陈皮调理气机，当归补血和营为佐；升麻、柴胡协同参、芪升举清阳为使。综合全方，一则补气健脾，使后天生化有源，脾胃气虚诸证自可痊愈；二则升提中气，恢复中焦升降之功能，使下脱、下垂之证自复其位。

【验案】邢某，女，45 岁，农民，就诊日期：1993 年 1 月 10 日，生育 1 胎，自然流产 1 次。产后因不注意休息，过事操劳，渐觉有物下坠阴道，平卧时症状减轻，时愈时发，产后 3 个月方就医，来院门诊。中医症见：小腹下坠，腰酸乏力，大便干，小便频，带下绵绵，心荡气

促。苔薄腻、质偏红，脉细软。妇科检查：子宫颈及部分阴道前壁翻脱于阴道口之外，推之则复。诊断：中医，阴挺（中气下陷型）；西医：子宫Ⅱ度脱垂，阴道前壁膨出。用上方 30 剂连续治疗 1 个月后，症状明显改善，阴道前壁膨出消失，子宫Ⅱ度脱垂转为Ⅰ度脱垂，患者自觉轻松如常。冬季再用膏方调理。

☯ 升清举陷汤（孙同郊方）

【组成】山药、熟地黄、杜仲、当归、山茱萸、枸杞子各 16g，人参、升麻、鹿角胶各 14g。

【用法】水煎服。每日 1 剂，每日 3 次温服。

【功效】益精补气，升清举陷。用于年老体虚，中气不足，重度子宫脱垂。

【方解】升清举陷汤所治，是血气大虚，真元不足之证。方中人参大补元气；熟地黄、当归滋阴补血；人参与熟地黄相配即是景岳之两仪膏，善治精气大亏之证。枸杞子、山茱萸滋肝补肾；杜仲温肾阳壮腰膝；再配甘草以助补益而和诸药，共成大补真元，益气养血之剂。

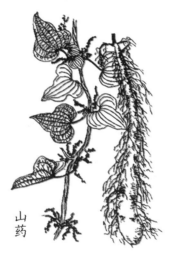

山药

【加减】如子宫脱垂Ⅲ度者，酌加金樱子、芡实、枳壳、紫河车，以补肾固脱；兼有湿热，带下量多，色黄气秽者，酌加薏苡仁、黄柏、苦参、苍术、墓头回，以清热除湿。

【验案】苗某，女，70 岁，农民。患子宫脱垂 20 年有余，曾在某医院服中药百余剂未愈。因近 2 个月来病情加重，下腹重坠，阴道脱出物大如拳，不易纳还，排尿困难，并有红白带交替出现。于 1979 年 2

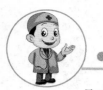

月 13 日来我院妇科门诊，诊断为"Ⅲ度子宫脱垂"。转中医科治疗。患者精神萎靡，面色无华。舌淡，脉细弱。脉证合参证属肝血亏虚，冲任不固，带脉失约。中医治以养肝血，固冲任，升提固托。用上方治疗。第二诊（3 月 2 日）：服上药 25 剂后，红、白带已止，排尿正常。阴道脱出物已纳还，但有时仍有坠出，原方去当归，加金樱子 7g。三诊（3 月 25 日）：服上药 25 剂后，子宫脱垂不再复发。

🌓 清肝经湿热汤（杨庆华方）

【组成】炒车前子、木通、酒拌生地黄、酒制当归尾、炒山栀子、黄芩、生甘草各 1.6g，龙胆草（酒拌，炒黄）泽泻各 4g。

【用法】清水 250ml，煎至 150ml，食前温服。每日 2 次。

【功效】清肝经湿热。用于肝经湿热所致之阴挺，及阴部生疮，阴囊肿痛，小便赤涩，男女腋臭。

【方解】清肝经湿热汤泻肝而兼导赤，泻其子也；泻肝而用利湿，肝主疏泄也。方中龙胆草、山栀子，借以降火；当归、生地黄，以滋肝阴；生甘草补中缓肝之急；炒黄芩助肝之气。诸药合用，共奏清热祛湿之效。

【加减】湿热下注而阴伤重者，酌加杭白芍、当归、枸杞子等以加强补阴养血之效；湿热下注，带下量多者，酌加椿白皮、墓头回、苦参、黄柏以清热，利湿，止带。

【验案】申某，女，45 岁，农民，已婚，1996 年 8 月 20 日来医院就诊。患者 4 年前因产后没有休息，过早下农田劳动而致子宫脱垂，继而闭经 2 年，丧失劳动能力。刻诊：面色萎黄，形体消瘦，精神倦怠，头晕头痛，胃脘闷胀，心悸纳少，少腹坠胀，闭经，便结，腰酸，带下清稀，舌淡、苔薄白，脉数大无力。妇科检查：子宫Ⅲ度脱垂，中医辨为阴挺，证属肝经湿热，冲任不固，气虚下陷。中医治以调理升降，益气升阳。用上方水煎服，4剂。服药后精神好转，头晕头痛消失。照原方去甘草，加白术14g，菟丝子、女贞子各16g，枳壳6g，每日1剂。服药半月，妇科检查：子宫位置正常，余症消失，唯月经尚未复潮，已能操持家务。后以补中益气丸，归脾丸作善后调理，2个月后月经恢复而愈。

补气舒肝汤（章现巧方）

【组成】当归、知母、生乳香、生没药各7g，生黄芪18g，柴胡、川芎各4.6g。

【用法】水煎服。每日1剂，每日2次温服。

【功效】舒肝补气，活血升阳。用于肝气虚弱，郁结不舒所致子宫脱垂。并见胸胁胀闷不舒，头目眩晕，嗳气食少，舌质暗，舌苔薄白，脉弦。

【方解】补气舒肝汤中黄芪与柴胡、川芎并用，补肝舒肝，而肝气之陷者可升；当归与乳香、没药并用，养肝调肝，而肝气之郁者可化；又恐黄芪性热，与肝中所寄之相火不宜，故又加知母之凉润者，以解其热也。诸药合用，舒肝补气，活血升阳。

【加减】如肝郁阴虚，眼目昏花者，酌加生地黄、杭白芍、枸杞子、决明子、白菊花以养肝明目；肝郁化火者，酌加夏枯草、谷精草、山栀子以清肝泻火；兼夹湿热，肛门肿痛，阴道红肿糜烂，带下量多，色黄如脓者，酌加黄柏、苍术、泽泻、茯苓、椿白皮等以清热利湿。

【验案】陈某，女，56岁，工人，1986年8月20日来医院就诊。患者孕6产6，因产后过早参加体力劳动，无休息，引起子宫脱垂已有16年。妇科检查诊断为Ⅲ度子宫脱垂。走路有妨碍，久治无效。施上方18剂治之3周痊愈。

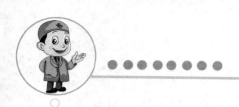

☯ 补血养营汤（张海峰方）

【组 成】炒党参 16g，生黄芪 28g，土炒白术 16g，酒炒白术 16g，当归 7g，炙升麻 4g。

【用 法】水煎服。每日 1 剂，每日 2 次温服。

【功 效】益气举陷。适用于子宫脱垂及其他内脏下垂。

【方 解】补血养营汤方以黄芪大补元气为君药；党参、白术健脾运胃为臣；当归、白芍补血养营为佐药；升麻升提清气为使药。诸药配伍，使肾气血充沛，脾胃健运，水谷精微生化有源，内脏升提有力，则子宫下脱、内脏下垂之症可愈。

【验 案】申某，女，教师，53 岁。由于患者产育过多，冲任损伤，且产后调护不当，劳累过度，以致气血亏弱。自觉阴户有物挺出、滞坠不适，大便正常，小便较频，已半年余。脉软，苔薄白。投以上方 3 剂，子宫即告复位。此后偶因劳累过度，下体有轻微不适感，再投本方一二剂即瘥。

☯ 养血疏肝散加味（伍炳彩方）

【组 成】川芎 6g，白芍 11g，当归、茯苓、泽泻、白术、枳壳各 14g。

【用 法】水煎服，每剂煎 1 次，得药液约 300ml，温服，每日 1 剂。连服 12 剂。

【功 效】疏肝养血，健脾利湿。用于肝郁脾虚、气滞湿阻之阴挺。症见子宫下垂，伴小腹隐痛不舒、喜按，口渴面红，大便软，小便短色黄，带下量多色白偏稀、纳差，睡眠好，苔淡黄，舌正红，脉细弦。

【方 解】养血疏肝散加味中芍药以柔肝；白术、茯苓益气健脾，合泽泻淡渗利湿；佐当归、川芎养血调肝。此方治疗肝脾同病，但以治肝为主；气血同治，但以治血为主，为调和肝脾的妙方。

【按语】中医根据肝脾之间的关系提出从肝论治子宫脱垂，取得较好疗效。方中用枳壳，古有单用枳壳治脱肛之案例。

☯ 调理升降汤 （李清林方）

【组成】黄芪 28g，高丽参 7g，肉苁蓉 18g，续断、菟丝子、柏子仁各 16g，白术 14g，当归 14g，枳壳 6g，升麻 4.6g。

【用法】水煎服，每剂煎 1 次，得药液约 300ml，温服，每日 1 剂。连服 12 剂。

【功效】调理升降，益气固脱。用于脾肾气虚、冲任不固之阴挺。症见面色萎黄，头晕头痛，形体消瘦，精神倦怠，胃脘闷胀，心悸纳少，少腹坠胀，腰酸，带下清稀，便结，舌淡、苔薄白，脉数大无力。妇检：子宫Ⅲ度脱垂。

【方解】调理升降汤方中高丽参、升麻补气升提，白术、黄芪、当归、柏子仁养血健脾，以助益气之力；肉苁蓉、续断、菟丝子温肾固冲；又以当归、肉苁蓉、柏子仁通便润肠，以防便秘。

【验案】邓某，38 岁，已婚，农民。患者产后过早起床，蹲下洗衣，突感子宫垂胀，脱出，以后卧时缩上，立时脱垂，腰酸带下，四肢无力，精神疲惫。于 1961 年 7 月就诊。来医院就诊：7 月 23 日，产后阴挺已 3 个月。检查为子宫Ⅱ度下垂，面色苍白，腰酸膝软，舌淡多苔，脉象虚弱。中医辨证属气虚下降，治则扶正固托。用上方 3 剂服之。第二诊：7 月 25 号。调治后，子宫业已有所上升，惟步行时尚有小腹垂坠感，腰酸肢楚。治则固益气，巩固业已疗效。继服 3 剂三诊：7 月 29 号，阴挺已愈垂坠感消失。但感纳食不馨，略有腰酸。治则固肾健脾。继服 6 剂，痊愈。

【按语】中医专家指出便秘为本病之一忌，必须防治一体、治中有防、防治结合。故在方药运用上升中有降，固脱益气、涮肠通便是此方之特点。

☯ 宣肺益气汤（姜春华方）

【组成】麻黄 18g，黄芪 28g，白芍、制川草乌（先煎）、川芎、黄芩、生地黄、生甘草各 16g，蜂蜜（兑服）100g。

【用法】加水小火煎内服，每天 1 剂，分 3 次服用。连服 8 剂。

【功效】通经活络，宣肺益气，散寒除湿，升提子宫，兼清郁热。用于中气下陷、湿热内蕴或寒湿化热之阴挺。症见腰酸背痛，小腹坠胀，白带量多。查子宫Ⅱ度脱垂，并有阴道前壁膨出。

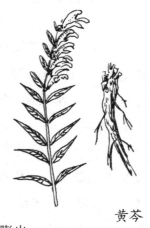

黄芩

【方解】宣肺益气汤方中黄芪益气补中，麻黄性辛温发表；麻黄配黄芪能鼓动肺气，调和全身经脉，以升提子宫；制川草乌散寒除湿搜风，通达全身经络，荡涤子宫中的寒邪湿浊。但乌头性急，有过之不及之患，故配伍白芍酸甘以缓其急；甘草、蜂蜜可解乌头之毒，有顾胃保肝作用；生地黄、黄芩可清其热。

【验案】田某，女，43 岁，农民。主诉：腰酸背痛，小腹坠胀 6 年余，白带量多质稀，色白。查子宫Ⅱ度脱垂，并有阴道前壁膨出。内服本方 4 剂。复查子宫脱垂转为Ⅰ度，阴道分泌物仍多，外阴部瘙痒。续服上方，外用益母草 60g，枳壳 28g，煎水外洗阴部。5 剂后复查，子宫已经恢复到正常位置。

【按语】中医认为，子宫脱垂病其本是中气下陷，其标是湿热或因寒湿而内袭，久而化火。因此治疗本病时，首先要从整体出发，但也不能忽视局部。本方对整体、局部两者兼顾，故效果十分显著。

☯ 助阳化气汤（徐文军方）

【组成】山药 11g，干地黄 24g，山茱萸 11g，牡丹皮 7g，泽泻 7g，茯苓 7g，附子 4g，桂枝 4g，海马 14g，蛤蚧 1 对，百合 16g，知母 14g。

【用法】水煎服，每日 1 剂，分 3 次温服。7 剂为 1 个疗程，需要用药 10～12 个疗程。

【功效】活血化瘀，滋补阴阳。适用于子宫脱垂。

【方解】助阳化气汤中重用干地黄、百合，滋肾补阴，益髓填精。知母清热益肾。附子温壮阳气，助阳化气。山药、茯苓，益气健脾，生化气血。海马、蛤蚧，温阳补气，摄纳肾精。桂枝温通阳气。山茱萸强筋健骨而固精。泽泻泻地黄之浊腻。牡丹皮既养阴清热，又制约温热药不伤阴。

【加减】若阳虚甚者，加紫河车、菟丝子、巴戟天，以温补肾阳；若气虚甚者，加黄芪、党参、人参、升麻，以益气升举；若阴虚甚者，加女贞子、天冬、麦冬、玉竹，以滋补肾阴；若血虚者，加熟地黄、白芍、阿胶，以滋补阴血；若潮热者，加地骨皮、胡黄连，以清退虚热；若腰酸者，加牛膝、杜仲，以补肾强健筋骨等。

【验案】马某，女，75 岁，退休工人。有子宫下垂病史 40 年。刻诊：患者腰骶酸痛下坠，小腹沉坠，因快速活动而加剧，休息时则减轻或消退；手足欠温，体倦乏力，精神不振，头晕目眩，夜间小便 5 次以上；舌质淡，苔白厚腻，脉沉弱。辨为肾虚寒湿证，治当补益肾气，温阳化湿，以上方加减服用 15 剂，诸证皆消。

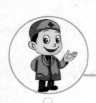

       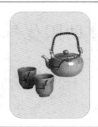

第十六章
宫颈癌

☯ 扶脾清肝益肾汤（王文正方）

【组成】白芍 11g，生地黄 11g，生薏苡仁 16g，白术 7g，茯苓 11g，土茯苓 28g，紫花地丁 11g，小蓟草 11g，金银花 7g，生甘草 6g，徐长卿 14g，麻黄根 16g。

【用法】水煎服，每日 1 剂，每日 3 次温服。

【功效】清肝扶脾益肾。适用于宫颈癌。

【验案】钱某，女，41 岁，律师。2005 年 5 月 2 日来医院就诊。患者因宫颈癌术后半月余来诊。因怀孕中期出现阴道流血，到医院检查发现患有子宫颈癌，因要求保留胎儿，不愿手术，足月后于 2005 年 4 月 17 日在肿瘤医院行剖宫产术，顺利娩出一健康女婴。术中同时行全子宫与双附件切除并淋巴清扫。病理提示：子宫鳞型细胞癌，浸润三分之一宫颈。现在术后已半月，小腹隐痛，有针刺感，肛门坠胀。烘热汗出，夜寐欠安，精神不振，身体乏力，口内溃疡，纳可，二便调。舌暗红，苔薄黄腻少津，脉细数。（行放、化疗 4 个月）诊其为癥瘕（子宫颈癌术后），证属阴血不足。此属素体肝旺血热，手术后阴血耗损。

第二诊：上方加减调治 10 剂后，汗出症减，咽痛，便坚，小便频。属阴虚火旺，外感风热。治拟养阴益气，疏风清热。处方：

桑叶 7g，薄荷（后下）4.6g，前胡 6g，象贝母 6g，生甘草 6g，桔梗 6g，茯苓 11g，全瓜蒌 11g，金钱草 11g，玄参 7g，白芍 7g，白术

6g。6 剂，水煎服，每日 1 剂。

第三诊（2005 年 9 月 24 日）：化疗后时有口干，烘热汗出，夜寐欠安。治宗原法，仍拟清热养阴。处方：

生地黄 16g，白芍 11g，首乌藤 16g，合欢皮 11g，女贞子 11g，桑椹 11g，茯苓神（各）11g，柏子仁 11g，生黄芪 16g，山茱萸 11g，玄参 7g，沙参 7g，莲子心 6g。10 剂，水煎服，每日 1 剂。

第四诊（2005 年 11 月 5 日）：化疗后半年，夜眠佳有梦。口干不苦，不喜饮水。舌红，苔腻少津，脉细。治宗原法。处方：

太子参 18g，珠儿参 11g，生黄芪 11g，首乌藤 16g，山茱萸 11g，南、北沙参各 6g，麦冬 6g，茯苓 11g，白芍 7g，白术 7g，女贞子 11g，柏子仁 11g，北秫米 11g，生薏苡仁 11g。14 剂，水煎服，每日 1 剂。（加石斛 28g，分 6 次口服。）

第五诊（2006 年 2 月 18 日）：术后 11 个月，化疗半年，上法调治 2 个月余，头发乌黑，自觉胃部不适，较劳累，排便每日 1 次。舌红，苔干薄腻，脉细软。属阴血不足，劳累心烦，脏腑功能虚衰。治拟健脾和胃，清养肝肾。处方：

陈皮 6g，白术 7g，白芍 11g，茯神 11g，制何首乌 11g，北秫米 11g，生薏苡仁 6g，熟薏苡仁 6g，砂仁（后下）4g，陈佛手 6g，九香虫 6g。7 剂，水煎服，每日 1 剂。

患者经同法调治后，诸症好转，因化疗头发脱落，稀疏干枯无光泽，经调治半年，头发乌黑浓密，精力充沛，现已顺利参加工作。

【按语】宫颈癌术后加放化疗治疗，疗效十分显著，但放、化疗对人体耗伤颇大，多呈气阴两虚之证，且热毒蕴结体内，常引起胃、直肠、膀胱反应。本案咽痛，口干，便坚为阴亏液乏，虚热熏蒸所致，治疗总以益气养阴，解毒清热方法。治疗过程中，见纳呆、便稀脾失健运之证，需着重健脾助运。南北沙参、太子参、玄参三参配伍，养阴益气，清解虚热，实有西洋参之功效；首乌藤、合欢皮怡情解郁，宁神催眠，配怀小麦、莲子心效更佳；茯苓、茯神安神健脾。

宫颈癌

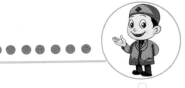

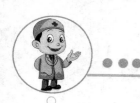

祛瘀解毒汤（张桂明方）

【组成】旋覆花 14g，代赭石 16g，枳壳 14g，延胡索 14g，茵陈 16g，枸杞子 14g，女贞子 16g，草决明 16g，泽泻 16g，白术 14g，草河车 16g，土茯苓 18g，白花蛇舌草 28g，焦三仙 28g，砂仁 14g，车前草 18g。

【用法】8 剂为 1 个疗程，水煎服，每日 1 剂。每日 3 次温服。

【功效】益肺健脾，祛瘀解毒。适用于宫颈癌。

【验案】孙某，女，54 岁，农民。2004 年 7 月 25 日来医院就诊。子宫颈恶性黑色素瘤术后 3 年半。患者曾在 2000 年 12 月行子宫颈恶性黑色素瘤手术，术后化疗 5 个周期，用药不详，其后用干扰素及白介素－Ⅱ治疗，每年 1 次，每次用干扰素 300 万 U，白介素－Ⅱ200 万单位交替肌内注射 1 个月。2004 年 3 月复查，没有异常情况，现血脂偏高，中医诊见：右下肢及足部肿胀，心下痞满，嗳气，纳可，二便调。2002 年发生脑梗死，致左侧肢体活动

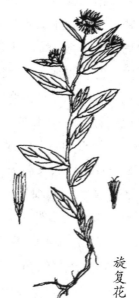

旋复花

不利；2000 年因腹股沟淋巴结炎行淋巴结切除。否认药物过敏史。患者舌暗胖，边齿痕，薄白苔，脉沉细。诊其为癥瘕（子宫颈恶性黑色素瘤术后），证属肺脾不足，瘀毒内结。

服药 7 剂后二诊（2004 年 11 月 29 日）：一般情况可，血脂偏高，下肢肿胀，舌暗红，薄白苔，脉沉细弱。处方：

旋覆花 14g，代赭石 16g，枳壳 14g，厚朴 14g，瓜蒌 14g，土茯苓 16g，草河车 16g，白花蛇舌草 28g，焦三仙 28g，鸡内金 14g，砂仁 14g，莪术 14g。

第三诊（2005 年 4 月 24 日）：患者右下肢浮肿，近期复查未见异

常，血脂仍偏高，脑血栓，遗留左手屈伸不利，纳可，二便调，舌暗红薄白苔，脉沉细滑。处方：

草决明 16g，茵陈 16g，丹参 16g，鸡血藤 28g，女贞子 16g，枸杞子 14g，土茯苓 16g，草河车 16g，莪术 14g，焦三仙 28g，鸡内金 14g，砂仁 18g。

第四诊（2005 年 9 月 16 日）：患者仍有右下肢浮肿，余未有不适。舌暗红，苔薄白，脉沉细。上方去女贞子、枸杞子，加鸡血藤 28g，络石藤 14g，泽泻 11g。

第五诊（2006 年 4 月 20 日）：近期复查均正常，现症：右下肢浮肿，乏力，活动后加重，眠差，纳可。舌暗红，薄白苔，脉沉细弦。处方：

生黄芪 28g，白术 14g，防风 14g，莪术 14g，川楝子 14g，草河车 16g，鸡血藤 28g，泽泻 16g，焦三仙 28g，鸡内金 14g，砂仁 14g，炒枣仁 18g，猪苓 16g，白花蛇舌草 28g，首乌 28g。

第六诊（2007 年 1 月 18 日）：左上肢活动不利（中风后遗症），血脂、血糖偏高，纳可，眠安，大便干，小便正常，舌红边有芒刺，苔白，脉细弦。处方：

草决明 16g，泽泻 16g，茵陈 16g，生地黄 11g，山茱萸 14g，山药 14g，牡丹皮 11g，土茯苓 16g，车前草 16g，枸杞子 14g，生黄芪 28g，焦三仙 28g，鸡内金 14g，砂仁 14g，草河车 16g，川楝子 14g。

第七诊（2007 年 6 月 21 日）：今年 3 月复查，未见异常，现一般情况良好，仍右下肢肿胀，血脂稍偏高。舌暗胖苔白，脉沉细滑。处方：

草决明 16g，泽泻 16g，茵陈 16g，熟地黄 14g，山茱萸 14g，山药 14g，牡丹皮 14g，土茯苓 16g，枸杞子 14g，肉桂 2g，炒知柏（各）14g，生黄芪 28g，焦三仙 28g，鸡内金 14g，砂仁 14g，车前草 16g。

【按语】本病列患者为宫颈黑色素瘤，至今术后已 6 年半。术后 3 年半来诊时症状较多，且化验血脂较高，有脑动脉硬化、脑血栓病史，故中医以辨证施治为主，并结合辨病治疗。由于血脂高，所以方中一直用经验去脂方茵陈、草决明、泽泻三味中药调治。控制宫颈黑色素瘤复发和转移，用六味地黄丸及知柏地黄丸加减治疗。由于黑色素瘤对化疗不敏感，易复发和转移，因此不能掉以轻心，虽然免疫治疗有一些效果，但更重要的是使患者自己的免疫功能恢复正常并得到增强。继服中药主要是防止复发和转移，兼顾其血脂高等，续观后效。

☯ 破瘀软坚散（谢建农方）

【组成】昆布 16g，王不留行、夏枯草、玄参、生牡蛎各 28g，姜半夏、海藻各 11g，青皮、陈皮各 7g，三棱、莪术各 6g。

【用法】水煎服。每日 1 剂。温开水送服。

【功效】破瘀软坚，活血通络。用于宫颈癌。

【方解】破瘀软坚散中王不留行消肿祛瘀，通经行血，乃治冲任肿物之要药；夏枯草、生牡蛎散结软坚，消瘰疬结核、老血癥瘕；海藻、昆布软坚化结；青皮、陈皮、半夏燥湿和胃化滞，是开郁利膈之良剂；玄参破癥除烦，凉血活血；三棱、莪术，止痛消瘕，治积聚诸气。诸药合用，共奏通络活血，破瘀软坚之效。

【加减】偏重于血瘀胞宫，下腹部刺痛拒按者，加生蒲黄、炒五灵脂各 14g，水蛭 6g；寒凝淤阻冲任，小腹冷痛，得温则舒者，加官桂、炮姜各 6g，小茴香、延胡索各 14g；气滞胞脉、痛无定处者，加香附、川楝子、荔枝核各 14g；偏重于脾肾之虚，腰膝酸困，白带增多者，加生山药 28g，白术 18g，鹿角霜 14g；偏重于气血两虚，月经淋漓不断，劳累后加剧者，加黄芪 28g，熟地黄 24g，三七 6g。

【验案】邢某，女，64 岁，退休人员。来医院就诊：1974 年 4 月 1 日。少腹作胀，带下有红，胃纳一般，惟觉倦怠。此为邪实正虚，以清解浊邪兼补肾法治之。上方 6 剂，水煎服。

复诊：4 月 12 日药后下红已止，带下减少，腹胀亦轻。效不更方，愿意再续 10 剂。

第三诊：1975 年 3 月 10 日，以上方调治载余，病情时有反复，近尚有下红。再以原法加减治之。上方加养血止血药物，10 剂。

第四诊：身体如常，一切皆安。

☯ 解毒消肿汤（宫玉亭方）

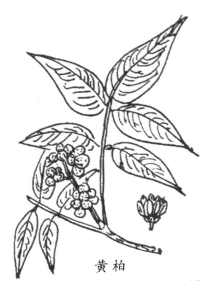

黄柏

【组成】苍术 14g，黄柏 14g，重楼 14g，猪苓 60g，当归 18g，郁金 16g，龙葵 28g，薏苡仁 28g，蜂房 14g，全蝎 14g，白花蛇舌草 28g，料姜石 60g。

【用法】水煎，每日 1 剂，每日 2 次温服。

【功效】疏肝理气，清热利湿，解毒消肿。用于宫颈癌。症见脘闷腰痛，月经量多，小腹胀痛，带色黄赤；或赤白相杂，质黏稠，腥臭难闻，局部有空洞；或如菜花样坏死溃疡，便秘，尿黄赤短少或频数，舌质绛，舌苔黄燥或黄腻，脉弦数或弦滑。

【方解】解毒消肿汤方中用苍术、猪苓、薏苡仁、黄柏利湿清热；蜂房、全蝎、龙葵、重楼、白花蛇舌草解毒清热，软坚抑癌；当归、郁金、料姜石活血养血，解郁疏肝。诸药合用，共达利湿清热，消肿解毒之功。

☯ 解毒抗癌方（崔青荣方）

【组成】鲜香附 16g，鲜石见穿、鲜六月雪、鲜墓头回各 28g。

【用法】药水煎服，每日 1 剂，每日 2 次服。

【功效】抗癌解毒，疏肝解郁。用于宫颈癌初、中期，属热毒内蕴，肝郁气滞者。症见情志郁闷，舌苔薄白，心烦口干，脉弦。

【方解】解毒抗癌方中鲜石见穿散肿消痈，解毒抗癌；六月雪、墓头回消肿解毒；香附疏肝解郁，止痛理气。诸药合用，共奏解毒祛浊，散结行气之功。

【加减】胸闷不舒者，酌加郁金、木香、枳实、柴胡、当归；阴道出血者，酌加仙鹤草、大蓟、小蓟、三七、茜草；肿块难消者，酌加白花蛇舌草、半枝莲、土茯苓、生牡蛎、鳖甲；纳呆者，酌加白术、山楂、鸡内金。

化痰解毒汤（王万里方）

【组成】全蝎 6g，蜈蚣 3 条，昆布、海藻、当归、续断、半枝莲、白花蛇舌草各 24g，白芍、香附、茯苓各 16g，柴胡 7g。

【用法】水煎，每日 1 剂，每日 2 次，佐服云南白药 2g。

【功效】化痰解毒，理气解郁。用于宫颈癌。

【方解】化痰解毒汤方中蜈蚣、全蝎、昆布、海藻、半枝莲、白花蛇舌草是治癌之主药，能利湿清热，化瘀活血，散结软坚。六药同用，相得益彰，缺之一二，病易反复。

【加减】腹胀痛甚者，加沉香 6g，枳壳、延胡索各 16g；脾湿带下甚者，加山药、萆薢各 24g；中气下陷者，加黄芪、升麻、白术各 16g；肝肾阴虚者，加生地黄、玄参各 16g；便秘甚者，加大麻仁 24g。

【验案】马某，女，45 岁，干部。经水淋漓不净，小腹坠胀。赤白带下瘀多，质稠，色黄有腥臭味，伴腰酸，神倦乏力，面色苍白。诊见舌质淡红，舌苔腻滑，脉沉细弦。宫颈病理检查诊为"鳞状上皮癌"，临床诊为"宫颈癌Ⅱ型结节型"。以本方冲服云南白药 2g。随证加减，连进 30 余剂，云南白药 15 瓶。细胞学和病理学检查阴性，妇科检查见宫颈光滑，结节消失，白带减少，色淡，月经按时来潮。随访 15 年未见复发。

软坚散结汤（钱国忠方）

【组成】柴胡 11g，丹参 28g，当归 14g，猪苓 60g，郁金 16g，白术 11g，半枝莲 28g，蜂房 14g，蜈蚣 2 条，白花蛇舌草 28g，娑罗子 16g，仙鹤草 60g，佛手 16g，料姜石 60g。

【用法】水煎，每日 1 剂，每日 2 次温服。

【功效】养血止血，疏肝健脾，软坚散结，清热利湿。用于宫颈癌，胸胁胀满，全身疼痛，小腹胀痛，口苦咽干，阴道接触性出血，血色鲜红，或夹血块，白带增多，便秘，尿黄赤，色黄，舌质暗，舌苔薄白或微黄，脉弦细。

【方解】软坚散结汤中柴胡、郁金、佛手解郁疏肝；当归、仙鹤草、丹参止血活血；猪苓、半枝莲、白花蛇舌草清热解毒；婆罗子止痛理气；白术、料姜石健脾和胃；蜂房、蜈蚣清热解毒，散结软坚。诸药合用，共奏疏肝健脾，散结祛瘀之功。

【加减】如气郁化火者，酌加夏枯草、山栀子、决明子、牡丹皮以清泻肝火；如肝郁阴伤者，酌加杭白芍、当归、枸杞子以舒肝郁；痰凝者，酌加川贝母、昆布、广郁金以化痰软坚。

【验案】胡某，44 岁，女，干部。1988 年 10 月 10 日就诊，患者月经紊乱、量多色暗有血块，淋漓不断，白带清稀量多已近 1 年余。2 个月前到医院活检诊为：宫颈癌。现精神萎靡，面色无华，四肢无力，自觉小腹刺痛，以行经时尤甚，腰痛，精神不振，纳少，畏寒怕冷等。察舌小色暗而润，脉沉小滑弱稍弦，证系寒湿痰淤互结之癥瘕。用上方半疗程后，自觉少腹痛消失，月经正常，精神渐佳。守上方佐炮穿山甲 14g，吴茱萸 11g，水蛭 18g，炙麻黄 16g，再服 10 剂后，突感腹剧痛，旋即有暗黑色浊物成块排出，泄后痛减。继服上方 15 剂，腹痛渐止，浊液分泌日少，于 1989 年 12 月 9 日得查，活检提示：宫内未见异常细胞。患者全身状消失而痊愈。

☯ 地黄消癌汤（夏月根方）

【组成】人参、金银花、陈皮、地榆、贯众、蒲公英、大蓟、小蓟各 7g，黄芪 28g，龙眼肉、生地黄、杜仲各 16g，三七（冲服）6g。

【用法】水煎服。每日 1 剂，分 3 次温服。

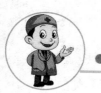

【功效】养血补气，祛瘀止血。用于带下清稀，阴道出血，阴道、肛门、小腹坠胀，大便溏薄，腰腿酸软，纳少神萎，心慌气短，舌苔薄白，脉细少力。

【方解】地黄消癌汤方中黄芪、人参补气养血；龙眼肉以温经行血；生地黄、杜仲补肾滋阴；金银花、蒲公英、贯众以解毒清热；更配大蓟、小蓟、三七凉血祛瘀；陈皮合人参、黄芪和胃理气以资生化之源。全方合用，共达补气养血，祛瘀止血之功。

【加减】脾胃亏损，中气下陷者，酌加陈皮、厚朴、升麻、柴胡；肾阴亏损，湿热下注者，去龙眼肉，酌加龟甲、川芎、牛膝、椿白皮、制香附、琥珀末；腹中积块明显者，酌加夏枯草、知母、全瓜蒌、龟板、象牙屑等；若赤带多，酌加牡丹皮、仙鹤草、煅牡蛎；若白带多且有腥臭味，酌加蛇床子、黄芩、椿白皮；肢体水肿者，酌加防己、木瓜、牛膝、茯苓。

【验案】马某，女，45岁，工人。1973年4月经省某医院宫颈细胞涂片检查为"恶性瘰核"，宫颈病理检查诊为鳞状上皮癌。妇科检查：宫颈结节触之出血，阴道有血性分泌物，宫旁增厚左侧弹性差，未过中线。临床诊断为"宫颈癌Ⅱ型结节型"。遂来我院治疗。主诉：经水淋漓不净，少腹坠胀，赤白带下淤多，腥臭味，伴腰酸，神倦乏力，纳差，面色无华。诊见舌质淡红，苔中腻滑，脉沉细弦。综观脉证，诊断为七情怫郁，气血壅阻，冲任损伤，湿热失化。治以舒肝理气、活血除淤、清热利湿、扶正抗癌为法，急投消癌汤，冲服云南白药2g，迄后随证加减，连进40余剂，云南白药20瓶（每瓶4g）。细胞学和病理学检查阴性，妇科检查：宫颈光滑，结节消失，白带减少，色淡，月水按时而潮。随访15年未见复发。

☯ 解毒抗癌汤（杨运高方）

【组成】党参、薏苡仁、料姜石、丹参各28g，生黄芪60g，龟甲、鳖甲、牡蛎各16g，蛇蜕、蜂房、天南星各14g。

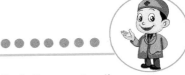

【用法】水煎服，每剂煎 2 次，过滤去药渣，得药液约 400ml，分早、晚 2 次服。15 天为 1 个疗程，共 2～4 个疗程。

【功效】养血益气，解毒软坚。用于宫颈癌晚期证属气血虚弱、痰瘀内结，症见神疲乏力，身体消瘦，面色无华，舌淡，苔白，脉沉细弱。

【方解】解毒抗癌汤方中重用黄芪补脾益肺、托毒抗癌为主药；辅以党参、薏苡仁补中健脾助运；丹参化瘀活血；料姜石、龟甲、鳖甲、牡蛎软坚散结；蛇蜕、蜂房、天南星均有解毒抗癌作用。

【验案】于某，女，38 岁，技术人员。不规则阴道出血 2 个月，淋漓不断，量多，色暗红有块，伴小腹胀痛，精神萎靡，体乏无力，纳差，舌淡、苔白，脉沉涩。妇科检查：宫颈癌。治则化瘀益气，软坚解毒。上方加田三七粉（冲服）11g，每日 2 次，服药 2 天，血止。嘱服上方加鸡内金 28g，研末冲服，治疗 30 天后诸症消失，经妇科检查和 B 超证实，肿块消失，子宫正常。

【按语】中医认为癌瘤晚期邪气炽盛，邪毒炽盛，正气大虚，治则扶正补虚，化痰除瘀。全方重用党参、黄芪扶正补虚的同时，辅以消癥散结以抑瘤，从而有效缓解病人的症状并改善患者的生存质量，延长患者生存时间。

☯ 补益心脾汤（梁启明方）

【组成】白术 11g，人参 11g，茯苓 11g，炙甘草 11g，柴胡 11g，枳实 11g，白芍 16g，桂枝 16g，桃仁 11g，牡丹皮 16g，金铃子（川楝子）16g，延胡索 16g。

【用法】水煎，每日 1 剂，分 3 次温服，7 剂为 1 个疗程，需要用药 15 个疗程。

【功效】行气化瘀，补益心脾。适用于宫颈癌。

【方解】补益心脾汤方中人参、白术，益心健脾，生化气血；茯苓宁心健脾，渗利湿浊；柴胡解郁疏肝；枳实行气降浊；川楝子疏肝清热行气；延胡索活血止痛；桂枝化瘀通经；桃仁、牡丹皮，化瘀活血；白芍柔肝缓急，兼防化瘀药伤血；炙甘草益气补中，帅血行瘀，并调和诸药。

【加减】若腹胀者，加砂仁、陈皮、香附，以醒脾和胃除胀；若心悸者，加酸枣仁、牡蛎、远志，以养心开窍安神；若急躁者，加琥珀、石菖蒲，以镇静开窍安神；若瘀甚者，加水蛭、穿山甲、虻虫、牛膝，以破血逐瘀，引血下行；若白带多者，加山药、白果、芡实，以健脾益气止带。

【验案】陈某，女，39岁，工人，西安人，2009年2月19日来医院就诊。2008年4月到医院检查发现子宫内膜癌，于4月在省级医院手术及化疗，其手术虽然成功，但症状改善不理想。之后加服西药，诸多症状仍未能得到有效控制，近因病情加重前来我院求治。刻诊：小腹痛如针刺，身体烦热，口燥饮水且不欲下咽，下肢痛，大便干结，舌质暗红夹瘀紫，苔薄黄，脉沉涩。辨为瘀热阻结证，治当化瘀活血，散结清热。用上方5剂，水煎服，每天1剂，每日3服。第二诊：大便通畅，予前方5剂。第三诊：小腹痛减轻，下肢疼痛解除，予前方5剂。第四诊：身体烦热消除，予前方5剂。第五诊：小腹疼痛除，予前方5剂。第六诊：诸证悉除，予前方治疗25余剂。之后，为了巩固治疗效果，予前方变汤剂为散剂，每天分3服，每次6g，坚持治疗半年。随访2年，一切正常。

☯ 滋补肾阴汤（李润东方）

【组成】山药11g，熟地黄24g，山茱萸11g，泽泻7g，茯苓11g，桂枝11g，桃仁11g，白芍11g，牡丹皮11g，五灵脂14g，蒲黄14g。

【用法】水煎服，每日1剂，分3次温服，7剂为1个疗程，需要用药15个疗程。

【功效】滋阴补肾，清热化瘀。适用于宫颈癌。

【方解】滋补肾阴汤方中熟地黄补肾滋阴，养血补肝，益髓填精。白芍益血助阴。山药补脾益胃，生化气血，助熟地黄之滋补阴血。山茱

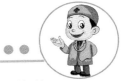

萸补肝养肾，强筋健骨，固涩精气。泽泻泻熟地黄之浊腻壅滞。茯苓利湿健脾，既助山药补气健脾，又使山药固脾不恋湿。牡丹皮既能清虚热，又能制约山茱萸温不助热。桂枝通经散瘀。桃仁活血通络。五灵脂、蒲黄，活血止痛化瘀。白芍益血通络益肾。

【加减】若阴虚甚者，加鳖甲、远志、牡蛎，以滋阴软坚散结；若热甚者，加胡黄连、金银花、银柴胡，以清退虚热；若月经紊乱者，加赤芍、红花、川芎、当归，以凉血活血补血；若尿急者，加车前子、萹蓄、滑石，以利水通淋；若大便干结者，加麻仁、郁李仁、大黄，以润肠泻热通便。

【按语】用中医中药治疗恶性肿瘤不能依赖于一方一药，必须根据中医辨证论治的特点，从"扶正祛邪"或"整体疗法"及"对症处理"几方面相互配合进行，稳定病情，减轻症状，增强机体的抗病力，在抑制肿瘤生长方面可能会起到一定的效果。在诊断方面，临床如见绝经后出现赤带、下红等症状须引起重视，必须配合西医检查，以免贻误病情。

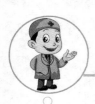

第十七章 乳腺癌

      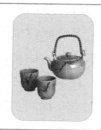

☯ 清热解毒散（孙九光方）

【组成】金银花 16g，重楼 18g，三七 14g，血竭 28g，乳香 16g，没药 16g，麝香 1g，冰片 1.6g，牛黄 1g。

【用法】将药研为细末。过筛按伤口大小，取药末适量撒于患处。或用胆汁（猪胆汁、牛胆汁均可）加香油少许调膏，敷患处，每日 1～2 次。

【功效】解毒清热，活血止痛。用于乳腺癌晚期，癌肿溃烂，伤口疼痛。

【方解】清热解毒散中重楼、金银花解毒清热；三七、血竭、乳香、没药止痛活血，软坚祛瘀；牛黄、冰片、麝香散结止痛，化浊祛秽。诸药合用，共奏解毒清热，止痛散结之功。

【加减】本方重以清热破血，易伤正气，故如有气虚者，酌加生黄芪、炒白术、灵芝、党参以补气健脾，扶正祛邪；肝肾阴虚者，酌加生地黄、枸杞子、当归、白芍等以补肝益肾。

【验案】钱某，29 岁，工人，已婚。就诊日期：2003 年 4 月 2 日。患者左乳房发现一肿块月余，曾到医院治疗无效，肿块日渐增大。查左乳房外上方有一肿块如桂圆大小，肿块外皮色不变，质地坚实，表面光滑，边界清楚，肿块与皮肤不粘连。确诊为乳腺癌。采用上方 15 剂治疗，1 个疗程（15 天）后肿块明显缩小，2 个疗程后肿块消失，追访 3 年无复发。

☯ 化痰祛湿丹（李晓霞方）

【组成】没药、当归、乳香（各净末）各 22.6g，白胶香、草乌、五灵脂、地龙、木鳖（各制末）各 4.6g，麝香 7g，墨炭（陈年锭子墨，略烧存性，研用）3.6g。

【用法】将药研为细末，以糯米粉 36g 为厚糊，和入诸末，捣千槌，为丸，如芡实大，每剂制成 250 粒，晒干。每次 1 丸，用温水送服，重者服 2 丸。

【功效】祛瘀通络，化痰祛湿。用于流注、痰核、瘰疬、乳腺癌、附骨疽等。

【方解】化痰祛湿丹所治大多属于阴疽之类，多由寒湿痰淤阻滞凝结而成，治以消散温通为主。方中草乌祛风除湿，温经散寒；五灵脂、乳香、没药活血除瘀，消肿止痛；当归和血；地龙通络；白胶香调气活血，消痈治疽；木鳖祛痰拔毒，消结消肿；墨炭化痰消肿；麝香走窜通络，散结开壅。诸药相合，共奏化痰祛湿，祛瘀通络之功。

☯ 补血疏肝汤（杨天祥方）

【组成】当归 16g，黄芪 28g，白术 7g，人参 4g，茯苓 1.6g，防风 1.6g，白芥子 2.4g，红花 0.7g，金银花 16g。

【用法】水煎服。每日 1 剂，分 3 次温服。

【功效】疏肝补血，祛痰解毒。用于乳腺癌。症见乳痈病久失治，或更伤于酒色热物致溃烂如蜂巢状者。

【方解】中医认为，乳溃成岩，非大补气血，无以能攻毒而收溃也。此方与托里黄芪汤法同，但主经行肝胃耳。方中白芥子、防风、红花皆行肝，人参、白术、茯苓皆主脾胃。乳房属胃，乳头属肝，宜补血益肝，佐以和胃除痰解毒之品，血气复而证可愈。

【加减】本方扶正之力强，若气血瘀滞重者，酌加乳香、路路通、没药、重楼等以破瘀活血；如痰浊凝滞重者，酌加生南星、益母草、白僵蚕、川贝母以化痰祛浊。

☯ 当归消癌汤（杜纪鸣方）

【组成】瓜蒌 60g，蒲公英 14g，穿山甲 6g，紫花地丁 14g，夏枯草 16g，金银花 16g，当归 28g，黄芪 16g，天花粉 6g，白芷 16g，桔梗 16g，赤芍 6g，薤白头 16g，远志 14g，官桂 14g，甘草 6g。

【用法】水煎，每日 1 剂，每天 2 次温服。

【功效】活血益气，清热解毒。用于乳腺癌。

【方解】当归消癌汤方中蒲公英、瓜蒌、紫花地丁、夏枯草等解毒清热，当归、黄芪、赤芍活血益气，穿山甲、天花粉养阴生津，远志、薤白、官桂温化痰浊。全方扶正抑癌并举，寒热温凉兼顾，药性较平和且效。

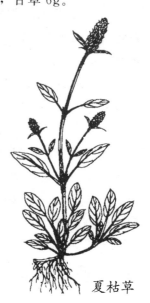

夏枯草

【加减】口干，便秘者，加枳实 14g，青皮 14g；怕冷，带下色白，腰痛，四肢不温者，官桂用 18g；面赤发热，口干心烦者，加黄芩 14g，黄连 14g，柴胡 16g；有淋巴结转移者，加薏苡仁 28g，海藻 16g，牡蛎 24g，玄参 24g；肿瘤已溃烂者，去蒲公英、紫花地丁，倍用黄芪；体虚易汗，面色苍白者，加黄芪 28g。

在服药同时，兼用贴敷疗法，处方：五灵脂、雄黄、马钱子、阿胶各等份，研细末，用香油调敷肿块上。

☯ 疏肝理气汤（丁济民方）

【组成】生牡蛎 28g，柴胡、当归、白芍、茯苓、贝母、法半夏、制南星各 14g，白术 11g，瓜蒌、山慈菇各 16g。

【用法】水煎服。每日 1 剂，每日 3 次温服。

【功效】化痰散结，疏肝理气。用于乳癖、乳癌初起。症见乳中结块，疼痛，肿块大小不一，质地或软或韧，边界不清，推之可移，肿块和疼痛随情志变化而消长。

【加减】肿块的大小、疼痛的程度与月经关系密切且属冲任失调者，加仙茅、蛇床子、淫羊藿以温阳散寒；气郁较甚，症见月经前痛明显者，加香附、厚朴、川楝子、延胡索以理气止痛；阴血亏虚，症见经后酸痛明显者，加二至丸、天冬、麦冬以补养阴液。

【验案】田某，女33岁，教师。患者左侧乳房硬块1年余，现在逐渐增大。X线摄片提示为乳腺癌。患者体形丰腴，诉左侧乳房每日胀痛，月经来潮前疼痛厉害，经后疼痛稍减。可触及1个3cm×2cm×1cm椭圆形硬块，质地硬而不坚，边缘清楚，推之可动，脉沉滑，舌质暗舌苔薄。证属肝郁气滞夹瘀，痰浊凝结，予上方15剂服后乳房肿块缩小，质地变软，局部无胀痛，脉弦缓，舌正常。再予3剂后，一切感觉正常，乳腺癌消失。3年后随访，未见复发。

【按语】疏肝理气汤为治疗肝郁痰凝型乳癖的常用方。临床以乳中结核、质软或韧、边界不清、推之可移及肿块随情志变化而消长为用方依据。现代常用于治疗乳腺小叶增生、乳腺纤维腺瘤、月经病、乳腺癌早期等疾病证属肝郁痰凝者。

☯ 解毒消痈丸（孙冬梅方）

【组成】麝香76g，犀黄16g，乳香、没药各500g，黄米饭500g。

【用法】上药研末制成丸剂，取黄米饭蒸熟烘干，与乳香、没药粉碎成细粉；将牛黄、麝香研细，与上述粉末一起过筛，混匀，水泛为丸，阴干或晒干即可。每日1～2次，每次4g，温开水送服。

【功效】化瘀散结，解毒消痈。用于证属火郁痰凝，血瘀气滞的乳癌、横痃、痰核、流注、小肠痈等。

【加减】热毒较甚，红肿热痛明显者，以金银花、半枝莲、连翘煎汤送服以清热解毒。治疗原发性肝癌的一般病例，每日1次，每次服6g；较重病例，每日3次；局部疼痛较重者，可用犀黄丸11g，研末加米醋调成糊状，外敷于肝区，每日1次；苦于服药者，可用本药6g加30ml水化开，保留灌肠。

本方破血散结力强，故脓溃外泄、或溃后脓水淋漓证属气血皆虚者慎用；孕妇或阴虚火旺者禁用。

　　【按语】解毒消痈丸为治疗体表或体内痈疡肿毒的常用方剂。临床表现以体质尚实，舌质偏红，脉滑数等为用方依据。该方常用于原发性乳腺癌、胰腺癌、肝癌、胆囊癌、肺癌、胃癌、鼻咽癌等多种恶性肿瘤，以及淋巴结炎、多发性脓肿、骨髓炎、丹毒、肛周脓肿、带状疱疹、肺脓疡等多种感染性疾病，还可用于胃溃疡、慢性胃炎、溃疡性结肠炎等消化系疾病以及非化脓性肋软骨炎、非寄生虫性肝囊肿、乳腺囊性增生病等疾病证，属火郁痰凝、血瘀气滞者。